經絡拳創始人
宣印 SHAUN 著

矯正脊療

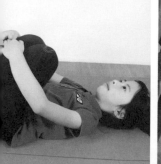
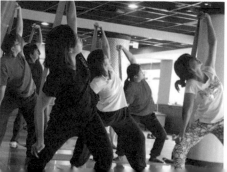
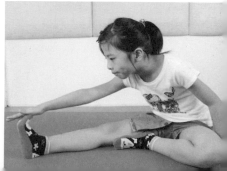

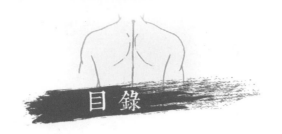

目錄

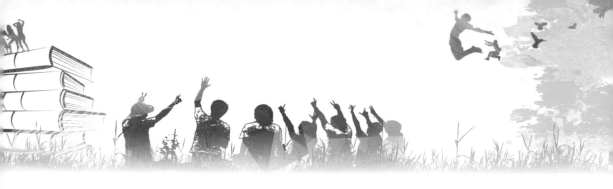

學會脊椎自己矯正，
減輕對脊椎的不當壓迫　　　196

傳授脊椎矯正功法　　　220

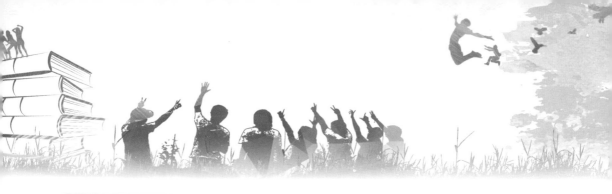

傳授脊療處方「矯正祕技」　222

結語　242

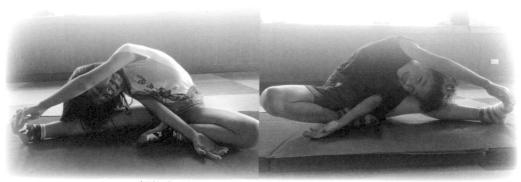

經絡拳小精靈KALI & ATA 老師示範

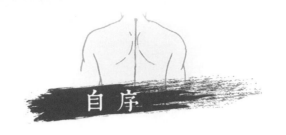

經絡拳矯正學「崇尚自然」

宣印學派重視《道德經》裡「人法地，地法天，天法道，道法自然」。不僅是千古不易的做人做事法則，更是永恆的養生之道。養生就是人與自然的匹配和順應，順應自然、順應四時、反璞歸真的自然大道。

宇宙有著它運行的規律，萬事萬物時時刻刻都在不停地變化。當我們躺在床上，表象似乎沒什麼變化，但是我們的呼吸、血液、各器官、細胞都在不停地變化。氣在體內不停地運行，細胞在不停地生與滅，我們就在這一點也看不出的變化中逐漸成長和衰老。

老子所說「人法地」就是人遵循地的規律，人要以大地為法則，春生、夏長、秋收、冬藏，養生就是順應這個規律。然而大地能不能生長出足夠的糧食，還需要陽光、溫度、降雨一起配合。而後引出了下一句「地法天」，透過天文觀察，日月星辰有著它周而復始的規律，這就是「道」。「天法道」順著心走、順著勢走，你會尋找到最適合自己的方向。

《道德經》中的「道」與愛因斯坦談的「愛」皆是宇宙中極大的能量。「愛」是光，照亮給予和接受他人。「愛」是宇宙中最巨大的精神能量，因為沒有極限。「愛」是力量，所以我們要在生命道路的每個當下傳遞「愛」，讓世界變得更加美好。

　　「經絡拳矯正學」就是遵循自然，自然而然的「道法自然」，遵循自然規律的二十四節氣系統。我們把人體二十四脊椎、二十四肋骨和二十四經脈與自然節氣緊緊地連結在一起，二十四節氣裡，立春、雨水、驚蟄、春分、清明、穀雨、立夏這些節氣，本身就是自然的現象。

　　「經絡拳矯正學」操作法能輕鬆舒緩脊椎痠痛。「熊貓式、狗爬式、飛鳥式」經絡拳陪小孩一起練。請大人、小孩都可以一起親身體驗，決定是否想要成為《矯正脊療》的自然聯盟。

　　建議您加入免費的【經絡拳團練】，一起探索發現維護健康的自己，並建立起屬於自己的快樂天堂。

　　　你付出什麼，你就收穫什麼。　　　　　　　～宣印　2018/12

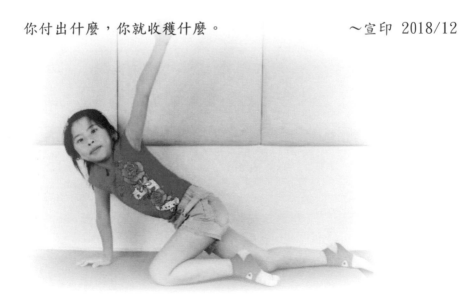

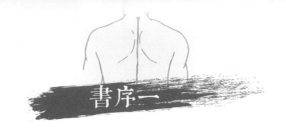

旅行散步「轉動眼神」脊椎會很舒服

　　身心小旅行：當我們旅行散步時只要「轉動眼神」，讓眼神不斷追隨著旁邊的風景，走路震動會變成脊椎的動力養分，讓脊椎成為身體源源不絕的新動力。

　　剛出生的人類，脊椎是完全直的和關節一樣特別柔韌。直到出生三個月左右，才開始有抬頭等動作，使頸部及背部肌肉得到強化，脊椎開始形成第一個彎曲 —— 頸椎前凸。當六個月左右時大多可以不用任何支撐就能單獨坐著，脊椎形成了第二個彎曲 —— 胸椎後凸。第三個生理彎曲 —— 腰椎前凸是在一歲左右，但是只有到了六、七歲時脊椎彎曲才會完全固定下來。為了適應地心引力，人們的脊椎也就演化出各種不同的弧度。

　　當人們長期久坐，少了振動刺激就容易形成骨質疏鬆和腰痠、背痛等困擾。所以平時的我們不如起身去小旅行，散步在魅力驚喜的街道中「轉動眼神」，脊椎會很舒服。

　　歡迎打開這本書一起「旅行脊椎」，請嘗試經絡拳的心靈處方，綻放「熱情和激情」。

聽從自己身體的語言，並且遵循它的節奏配合二十四節氣，就能打通節氣所形成的脈輪能量。

走路轉動眼神，能預防脊椎病

透過能量自動連結，完成天地間活力磁場，給自己機會把身體累積長久的鬱結、氣血不足，善用二十四節氣之六氣「修復脊椎」。風（大寒，立春，雨水，驚蟄），熱（春分，清明，穀雨，立夏），火（小滿，芒種，夏至，小暑），濕（大暑，立秋，處暑，白露），燥（秋分，寒露，霜降，立冬），寒（小雪，大雪，冬至，小寒）。

請注意散步時，眼睛盯著固定的東西看，是無法讓人更深刻體會遊玩的樂趣。如果眼睛盯著單一地方看而不動，會容易形成僵化。散步時用碎步走路，脊椎會沒有靈活度，腰部很少出力長期易使腿部變胖，膝蓋容易受傷。在國際上步態訓練是腦病患者康復的重要課題，許多腦病患者透過有效的走姿訓練，使大腦恢復了正常功能。所以當脊椎僵化時對健康而言是危險的，因為我們兩眼無神時脊椎是僵化的，當眼睛活動時脊椎會獲得養分以及活動力。

節氣帶著我們到戶外，去感受天地變化的就是「眼神」。

透過眼神刺激腦部、刺激腦神經進而刺激脊椎。讓身體脊椎左右擺動，眼睛也與之轉動且東張西望，這樣走路時感覺身體脊椎被調動起來，旅行走路在於脊椎可以振動刺激，這是最舒服的靈動。

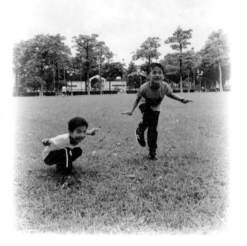

到戶外旅行只要「轉動眼神」就會影響到小肌肉收縮，讓美好在記憶中有餘溫。眼神不斷追隨著旁邊的風景，走路震動眼神能預防脊椎問題，也會變成脊椎的養分，讓脊椎成為源源不絕的新動力，身心自然感覺美好。

眼睛的動作會影響到頸椎的活動度。請把雙手大拇指指腹放到「風池穴」上按住，這位置正是風邪最易入侵門戶。「風池穴」有膽經、三焦經、陽維脈、陽蹺脈在此交會，這裡枕下小肌群連結著頸椎。按壓穴位的同時，雙眼眼球往左右兩邊極限看到底，可以消除眼睛疲勞。

一分鐘經絡拳團練，一起這樣做

散步時「轉動眼神」按揉「風池穴」60秒，可治頭痛、頸部僵硬痠痛、

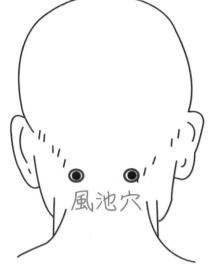

眼睛疲勞、落枕、失眠，也可調理眼目乾澀、遇風流淚等。對於氣候風邪所引起風寒感冒、頭暈皆可按揉「風池穴」，平衡陰陽氣血預防疾病發生。

　　「風池穴」在頸部枕骨下，髮際內有個凹陷處，屬足少陽膽經。方法需往對側的眼睛方向按，按揉左邊「風池穴」，需往右側眼睛方向按。同理按揉右邊「風池穴」時需往左側方向按，按壓穴位時會產生痠、麻、脹痛的感覺。

　　我們只要把雙手拇指的指腹托在腦後的「風池穴」，在這位置稍微按住後不動，眼睛左右兩邊晃動、上下左右動一動，進而達到安神醒腦，緩解頭痛和緊張。「風池穴」能釋放最容易緊繃的後腦頸椎部分，經常按揉「風池穴」還可以預防頸椎病。

【心靈處方】

　　想被愛，請先愛自己。

　　就從愛自己的身心旅行開始，帶著身心去各地旅行或散步。當你渴望健康的生活開始，享受旅程之「生命中不平凡的生理狀態」，離開病痛、煩惱憂愁以及工作壓力等所有束縛。

透過本書感受自然節氣，發現原本不熟悉的自己，讓自己的身心以及脊椎輕鬆自在。旅程中東張西望、走路步伐輕鬆，有空就坐下來喝一口茶，聽聽音樂沉澱內在靈魂，希望你能透過旅行或散步保持年輕健康的身心。

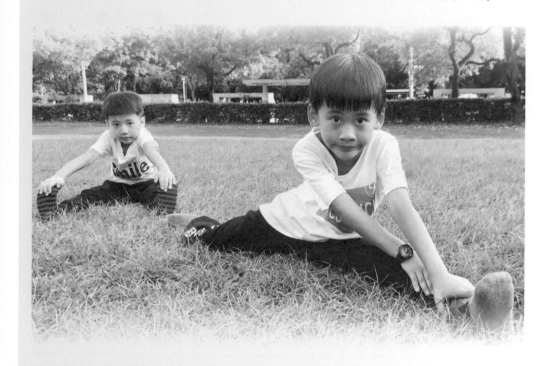

現在請加入我們的經絡拳團練吧！隨時隨地，想動就動。讓脊椎身心健康，每天都做得到。《矯正脊療》的旅行處方對你有幫助，能成為你最喜歡的一本好書。帶著這本書去私房景點、散步路線、在地生活，用心眼來感受這本書，感受當下的安逸，身心進而得到舒展與暢快。

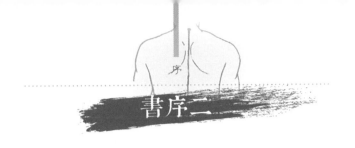

書序二

給孩子一個健康的未來避免孩子駝背

　　《矯正脊療》寄望父母在孩子發育時期，就該注意孩子生長姿勢與生活習慣。孩子學習使用的桌椅最好可以調節高度。父母在幫孩子調節桌椅的高度時，要讓孩子先坐下來，雙腳放在地上，膝關節自然彎曲呈90度，手臂放在桌上，同樣也是自然彎曲呈90度。桌子太高會不舒服，桌子太低就容易駝背，脊椎健康從小細節做起。

　　駝背不僅影響孩子的體態與身高，更可能帶來一些疾病的隱患。許多小孩會在地板上玩，通常在兩歲後地板與孩子的高度變得有差距，孩子為了玩遊戲彎腰駝背造成脊椎的彎曲。駝背不但影響人體的外觀且會使胸肌緊繃，背肌過度延展而無力。長期下來會導致頸椎、胸腰椎等錐體曲度發生變化，進而造成自律神經失調、血液循環不良，常覺得胸悶、呼吸不順暢等對身體的不良影響。

　　許多孩子駝背是因為頸部、腰背部出現疼痛或是體態姿勢不良。長期使用不正確的姿勢伏案寫作業、常低頭看3C產品，往往是造成問題的罪魁禍首。時間久了就會增加頸椎和脊椎的負擔，駝背壓迫到內臟，脖子沉重以致頭部氧氣不足，引發眼

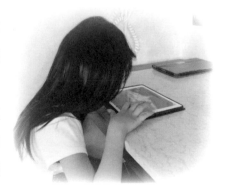

睛痠澀並且會有腸胃不適、頸痠痛、記憶力減退、注意力不集中以及近視眼的形成。在這種狀態下，除了外觀不好看、發育不良進而會影響到孩子未來的自信心。

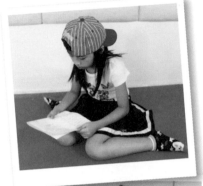

脊椎正，不生病

孩子在八、九個月時，適當的讓孩子爬行是有許多好處的，孩子經由爬行抬抬頭，左右轉一轉頭，都是對頸椎發育很有幫助。孩子用學步車走路是不恰當的，不利於鍛鍊孩子的平衡能力，在學步車中一段時間會呈現 W 跪坐姿，因肌肉張力較低，軀幹力量不

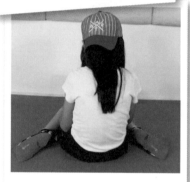

足無法有效支撐身體的重量，容易造成骨骼發育異常，使骨骼變形造成孩子變成 O 型腿或內八、外八型腿等情況，因此不要過早讓孩子學走路。

留意過孩子寫功課的姿勢嗎？有沒有趴在桌上低頭過度、身體歪斜一邊呢？脊椎側彎的發生率是在發育期十歲到十五歲之間，通常在脊椎側彎之前就開始有駝背現象了。駝背現象通常是女生大於男生，女生比男生脊椎的駝背、側彎多了三倍以上。因女生的骨骼肌肉群受生理結構和激素分泌的因素影響所致，女生在初潮前後兩年內，脊椎側彎的發生率最高。

一般情況下女生月經來了之後，增高速度就會慢下來，這時期已影響到未來正常發育。當孩童時期脊椎發育良好，未來身材就會接近完美與健康，所以擁有完美的脊椎，對我們的一生十分重要。

　　如果孩子生長肌肉張力不足，骨骼沒有良好的保護機制，也就容易發生骨骼歪斜、脊椎側彎等不良體態。脊椎往上承載了大腦指揮全身各部位組織、臟腑功能的傳遞作用，不僅是影響孩子的健康發育、身高包含心理健康的發展，對孩子直接、間接的影響都是非常巨大。

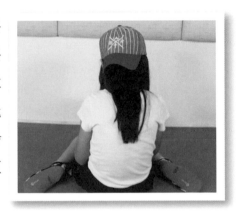

TIPS

　　建議使用手機或看書時，將電腦與手機移高一些，挪到使用時不至於低頭的位置，或可以買三腳架調整視覺高度，孩子可自行調整適當的位置。使用電子產品的時間也要有所控制，每隔一小時最好離開螢幕、起身走動，再透過拉筋伸展腰背等部位，才能有效改善駝背問題。

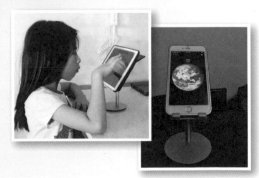

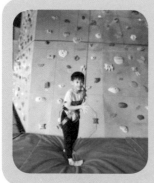

平常訓練脊椎重點：讓孩子雙腳打開走路能訓練內側肌肉，多爬行、多翻滾並嘗試多元化運動以強化軀幹力量，也可多做攀爬運動（攀岩運動），強化大腿、臀部肌肉，穩定骨盆也能以此開發大腦。

攀岩運動請看 QR 正確操作。

如何發現小孩駝背或脊椎側彎？

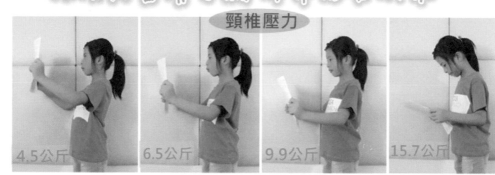

低頭看書滑手機 非常傷害頸椎

頸椎壓力

4.5公斤　6.5公斤　9.9公斤　15.7公斤

彎曲角度越大，頸椎受到的壓力就越大。

現代的孩子靜態活動較多，容易造成姿勢不良，當脊椎和腹肌的力量不夠時，會產生脊椎側彎的困擾。若長期單邊背書包也會影響到骨盆位置，造成骨盆的旋轉和傾斜，進而影響脊椎的位置，造成脊椎偏離中立位

產生彎曲，脊椎側彎、長短腿、足弓塌陷、扁平足、內外八字足等。不良的學習姿勢、各種疼痛代償姿勢，不僅影響體態身體容易疲倦，學習專注力也會跟著降低。

父母如何透過簡單方法初步判斷「骨盆位移」

站立檢測：請孩子靠著牆壁站立，看肩膀有沒有高低肩，頭部有沒有傾斜左側或右側，再看腰部胯骨關節有沒有等高的現象，骨盆的位置有沒有不對稱。

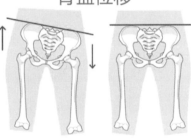

站立彎腰檢測：請孩子站立好往前彎腰，家長可以從孩子正後方，查看背部兩邊的肌肉，往前彎的孩子後背隆起，有沒有一樣高或高低不平。脊椎中線是否有歪斜，左邊的肩胛骨與右邊的肩胛骨，有沒有高低不一樣，有沒有哪一邊特別高。腰椎旁的肌肉群，有沒有單側明顯突出，兩邊腰線是不是對稱。

脊椎側彎會造成關節不舒服，肩胛骨高低不一樣，舉高雙手長度不一樣，或者是雙手放下來碰到膝蓋位置不一樣。自然的擺放在手臂兩側就是代表沒有問題，若是手臂往前傾斜到膝蓋關節前方，這現象就已證實駝背了。

避免孩童駝背，經絡拳陪小孩一起練。有三式：1. 熊貓式 2. 狗爬式 3. 海鳥式。讓孩童逐漸把脊椎拉直，使不當的腰背肌群得到適當訓練，並注意保持較好的運動姿勢。

熊貓式 ― 經絡拳陪小孩一起練

熊貓式針對身體的腰部和腿力給予適當鍛鍊。

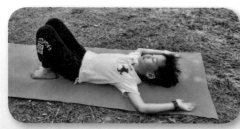

讓孩童躺在地板或床上，先將膝蓋曲膝上來，手臂自然向兩側張開。長吐氣讓身體穩定下來。

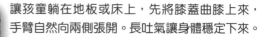

接著屈膝，膝蓋往左邊倒，右肩盡量往右邊靠近地面扭轉，上半身與下半身是不同方向的，把雙手打開與肩膀相同的高度，吸口氣把雙腿抬高起來，讓大腿靠近小腹區，手掌心壓在地上，兩腿的膝蓋同時往一邊倒，左邊倒下停3秒，換右邊倒下停3秒，左右操作

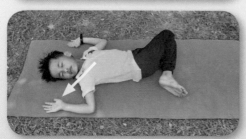

左手碰到右膝蓋外側，用手力扳過來，靠近地面多，停留時間就要久，調整呼吸4回左右。調整一下呼吸再回來換另一側，換邊操作。這個動作相當舒適，操作的同時能感受到腹部延伸至臀部、大腿都有同時伸展。

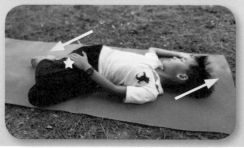

　　小提示： 操作過程中，感到疼痛就躺回地板不要勉強。操作完畢後，如同貓熊愛睡覺，可以讓脊椎輕鬆自在，請看 QR 正確操作。

狗爬式 ─ 經絡拳陪小孩一起練

　　狗爬式調整全身的平衡，每天持續進行就能打造好身材。

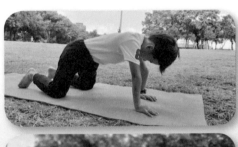

請孩童雙手打開與肩同寬，手掌撐地，膝蓋打開與腰同寬，四肢朝地，臉朝下朝下。

以右膝蓋為軸心，將左腳腳尖朝外 90 度打開，手撐著地板，腰部抬起右邊膝蓋伸展，讓腳尖貼著地板。

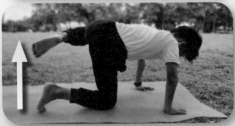

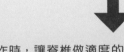

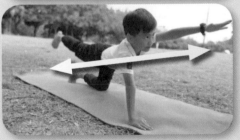

操作時，讓脊椎做適度的反折，拉開過程維持 ⊓ 字型，右手、左膝蓋著地、右腳腳尖要形成一直線。左手由下往斜上方伸展， 練習調息 4 個呼吸，比較辛苦，但效果非常的好。最後緩緩回到四肢著地姿勢，反方向也重複動作。

　　小提示： 展開胸堂改善駝背，讓孩子也可以雕塑自己的身材與身形，請看 QR 正確操作。

海鳥式 — 經絡拳陪小孩一起練

鍛鍊腹部和腰部等深層肌，可提高基礎代謝率，促進體脂肪燃燒。

海鳥式操作可透過靠牆伸直雙腳坐著的姿勢，與地面呈 90 度直角的牆壁，靠牆坐著。把雙腿伸直保持坐姿，確認膝蓋與髖關節是放鬆的，縮起下巴，才可以後背貼著牆面。

當髖關節不再僵硬時，臀部的臀大肌和大腿的後腿肌腱也可順利收縮，慢慢地讓骨盆回到正確的位置，背部肌肉也能夠順利地伸展開來，回復正確的姿勢。

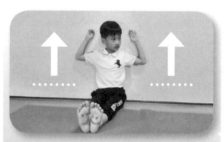

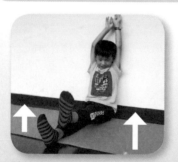

海鳥式操作時間可以早上做，前面熊貓式、狗爬式可以晚上做。

海鳥式起床後運動，對孩子身體發育有好處，最重要是智力的開發，提神醒腦、陽氣充足、更加自律。

請注意不要讓腳張開喔！雙腳是併攏的，維持這個姿勢讓重心變得更穩，臀肌往上支撐穩住後再抬腳，左腳 10 次、右腳 10 次、左右腳同時交叉 10 次，慢慢地練習，腳可以抬得很高，脊椎就可以糾正回來了，海鳥式讓孩子每天出門雄赳赳氣昂昂。

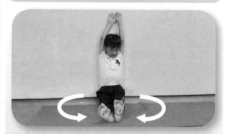

把雙手置於腰側兩旁，自然拉開變成像一隻鳥一樣準備往上飛。掌心是朝向前的，下巴縮的過程，頭稍微動一動，縮一縮往上帶，感覺雙手像鳥的翅膀，不斷地往上飛、飛、飛，這樣飛的過程是非常愉快。彎起手肘推著，往上再拉動過程抖動一下往上延伸，調氣讓手與背貼住牆面不要放開。

　　小提示：孩子每天進行海鳥式，可活動深層肌肉促進代謝，逐漸改善駝背，並消除駝背所造成的不適症狀，請看 QR 正確操作。

《矯正脊療》三式，給孩子健康的未來

讓孩子生活更健康，請多接觸大自然裸著雙腳奔跑吧！

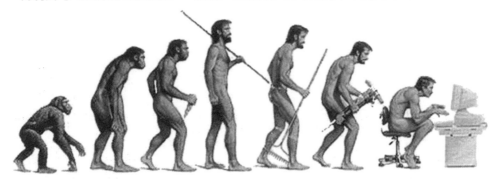

　　給孩子健康的未來，避免孩童駝背有三式：**1. 熊貓式 2. 狗爬式 3. 海鳥式**。只要給孩子適當的引導，孩子的背部就會有所改善。最後結語成人也有三式，經絡拳教你三步輕鬆應對脊椎病 ——「神奇脊椎矯正術」。

　　幾千年來的人類從獵人演化到現在的樣子，沒有穿鞋子在大自然中奔跑，赤腳踩地踏著各式各樣的地表。讓孩子生活更健康，請多接觸大自然有石頭的地方、有沙子的地方、有泥土的地方、有花草的地方裸著雙腳奔跑吧！

　　記得我們從小的玩樂，是踩在沙子、泥土上奔跑嬉戲。回到最原始雙腳踩地的概念，赤腳走路用到足弓，受到本體感覺的刺激「湧泉穴」，足弓強壯又有韌性這叫接地氣，身體自然健康而少有現代文明的疾病。

環境變化讓現代孩子生活習慣改變，穿著最輕便的鞋子，時間久了會使足弓發育不良，就好像房子地基沒打好，上面會歪歪斜斜站立不穩位置不正，所以要經常進行足內、外肌的功能鍛鍊。

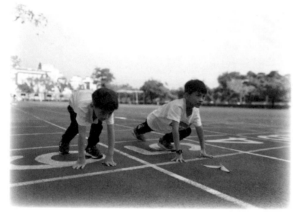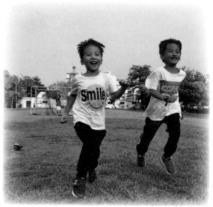

　　足弓是可以被「重建」的。父母帶著孩子到大自然，讓孩子試著赤腳走路、赤腳跑步、赤腳跳躍，對孩子的成長健康有很大的幫助，也是非常好的自我鍛鍊方式，是大自然與人的對話交流能達到身心的平衡。

　　孩子是小樹苗也是家庭未來希望之所在，若發現孩子背脊有側彎駝背，及早發現一定要呵護重塑孩子的健康。孩子的未來就是看父母有沒有失職怠慢，因為陪伴孩子成長，幼童最關鍵的時期是單行線喔！

檢查坐姿三要領：

1.　坐立時身體貼著椅背，耳、肩和背呈一直線。

2. 雙腳在地，腳和地板垂直，膝蓋彎曲 90 度。

3. 挺腰，臀和腰呈 85 度。

《矯正脊療》小提示：

經常維持游泳、跑步，可有效訓練背肌力、腹肌力。每次 5 分鐘背對牆壁，肩與後腦貼在牆面上，可訓練良好體態。坐立時，避免翹二郎腿，雙腳平踩在地上，肩胛骨靠著椅背以保持良好姿勢。

父母要給孩子打氣語

打氣語！鼓勵是家庭教育中非常重要的方法。每一個孩子都希望得到父母的認同與肯定，我們不妨常對孩子的優點做出表揚和鼓勵，往往能推動孩子更積極更努力，孩子需要我們多一些鼓勵去點燃內心自信的火種。

每個人都會有缺點，孩子當然也不例外。孩子是脆弱的，當我們面對孩子的缺點，切忌用打罵的方式來解決問題，多與孩子講道理疏通情緒，讓孩子感覺溫暖的父母是愛自己的。

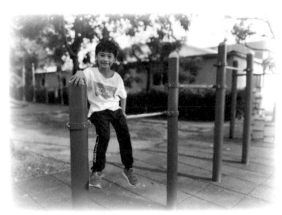

父母對孩子只有批評、批判是無法做孩子的榜樣。千萬不要擴大孩子的缺點，擴大缺點後孩子會畏縮，自然形成脊椎彎曲及沒有自信，每一個孩子都需要不斷地鼓勵才能獲得自信、勇氣和上進心，就像植物必須獲得陽光每天澆水才能生存一樣。

　　看到許多孩子駝背沒有自信是被父母罵出來的，父母要先做反省檢討。現在父母教不好、奶奶爺爺教不好都責怪在孩子身上，其實父母本身往往沒有做到良好的教育作用。

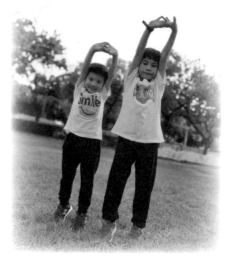

　　本書特色在孩子做動作時，鼓勵一句「打氣語」，脊椎將會越來越正、越來越挺拔。千萬不要不斷地批判孩子，讓孩子成為不喜歡自己的人，甚至以後不想與人交往變成自閉症，最後也導致脊椎走樣了。

　　經絡拳打氣語：「你！將會成為了不起的人」，送給所有看這本書的父母們。願在經絡拳的關愛之下，讓每棵小樹苗健康茁壯成長，成為未來社會的棟樑之材。

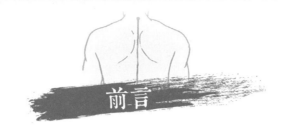

「節氣食療」有效逆轉脊椎老化

懂得養生的人，首要是順應春夏秋冬氣候的變化，留意節氣交替，感應身體微小的訊號，察覺身心與配合天時，找相應的「節氣食療」調養身體，從而讓脊椎放鬆以提升免疫力並且預防機能老化。

二十四節氣：立春、雨水、驚蟄、春分、清明、穀雨、立夏、小滿、芒種、夏至、小暑、大暑、立秋、處暑、白露、秋分、寒露、霜降、立冬、小雪、大雪、冬至、小寒、大寒。

人體免疫力與大自然以及身體脊椎有很大的關係。在節氣出現變化時，身體也會有相應的感知調整，每當身體自身的防禦機制調適不良，就會產生免疫力下降。我們會經常感覺到身體疲勞感，做事提不起勁，稍做一點事就累了等現象。當身體與脊椎發出了各種警訊時，身體會有手麻、腳疲，甚至有點坐不住、感覺到脖子僵化，轉個頭都覺得很不舒服等，這時我們就要關注自己的身體了，人體的防禦機制發出了訊息，因為免疫力是身體的防火牆。

節氣前三天，隔鹽灸「神闕穴」20分鐘

我們要特別注意與節氣對應脊椎的感應變化。脊椎不僅僅是支撐我

們的身體，緩衝身體的壓力和震盪以及對應保護著身體上的臟腑，脊椎也是人體的第二生命線。當節氣變化形成氣壓沉重時，我們的身體也會感覺到有點不舒服。

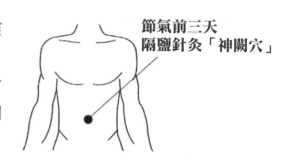

節氣前三天
隔鹽針灸「神闕穴」

建議在節氣前三天，以隔鹽灸「神闕穴」補腎，其所產生的熱量具有較高的穿透力，被人體吸收後可促進血液循環。「神闕穴」為任脈的陽穴，本穴在臍，臍為先天之結蒂又為後天之氣舍。是人體氣化的中樞，也是調整人體整體功能的最佳作用點，是人體的長壽大穴，並且是人體生命能源的所在地。因此補腎氣可調動脊椎的動能。

「神闕穴」位於肚子中心處歸屬於任脈。溫補後天脾腎之氣，隔鹽灸用於回陽救逆，對於泌尿系統與消化系統皆有很好的作用。隔鹽灸要使用粗鹽。用炒鍋微火把粗鹽炒 3 分鐘，有變色即可做為備用。灸「神闕穴」把炒過的鹽放在白紙上填滿，置於肚臍穴位上差不多與腹部平即可。建議使用隔鹽灸「神闕穴」20 分鐘左右。

灸「神闕穴」的好處：溫陽救逆。能使人精神飽滿、體力充沛、安神降氣、臉色紅潤，還可以改善各組織器官的活動功能。每當節氣快到時，

隔鹽灸「神闕穴」免疫力就可以提升了。

「節氣食療」脊椎食療養生方

「大雪」矯正第一頸椎，食氣第一方「桂圓飲」

「小雪」矯正第二頸椎，食氣第二方「五行粥」

「立冬」矯正第三頸椎，食氣第三方「睡補粥」

「霜降」矯正第四頸椎，食氣第四方「化寒粥」

「寒露」矯正第五頸椎，食氣第五方「美膚粥」

「秋分」矯正第六頸椎，食氣第六方「補血飲」

「白露」矯正第七頸椎，食氣第七方「甜酒粥」

「處暑」矯正第一胸椎，食氣第八方「蓮藕粥」

「立秋」矯正第二胸椎，食氣第九方「紅豆湯」

「大暑」矯正第三胸椎，食氣第十方「綠豆湯」

「小暑」矯正第四胸椎，食氣第十一方「蓮子湯」

「夏至」矯正第五胸椎，食氣第十二方「酸梅湯」

「芒種」矯正第六胸椎，食氣第十三方「黃瓜汁」

「小滿」矯正第七胸椎，食氣第十四方「止癢粥」

「立夏」矯正第八胸椎，食氣第十五方「奇異果汁」

「穀雨」矯正第九胸椎，食氣第十六方「養肝茶」

「清明」矯正第十胸椎，食氣第十七方「清肺茶」

「春分」矯正第十一胸椎，食氣第十八方「蜂蜜水」

「驚蟄」矯正第十二胸椎，食氣第十九方「蘆薈汁」

「雨水」矯正第一腰椎，食氣第二十方「黨參粥」

「立春」矯正第二腰椎，食氣第二十一方「咖啡飲」

「大寒」矯正第三腰椎，食氣第二十二方「薑紅茶」

「小寒」矯正第四腰椎，食氣第二十三方「牛肉湯」

「冬至」矯正第五腰椎，食氣第二十四方「補骨湯」

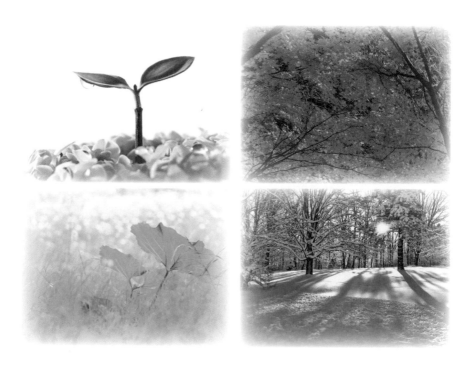

人體每一個器官的能量，都是由特定的脊椎位置所控制。脊椎之頸椎七節、胸椎十二節、腰椎五節等二十四節與大自然二十四節氣相對應。

脊椎二十四節與一年二十四節氣相吻合，人體十二條經絡，對應十二個月，人體有三百六十五個穴位，對應三百六十五天，而一年四季對應的是人體四肢，五官就是五行，七竅就是一週有七天，人與大自然完全吻合。一旦在節令交替時沒有調理好身體，那麼身體免疫力就會下降，久而久之就容易導致慢性疾病和機能老化。

二十四節氣裡頸椎的第一到第三節對應的節氣，容易形成風邪造成腦血栓、腦梗塞等急病。在大雪、小雪的寒涼季節裡，很容易造成風邪的入侵。「風邪」變化無常發病迅速，具有動搖不定的特性，四季皆有。

宣院推薦節氣食療

頸椎第一節 —— **大雪**，推薦喝「桂圓飲」。頸椎第二節 —— **小雪**，推薦喝「五行粥」。頸椎第三節 —— **立冬**，推薦喝「睡補粥」。頸椎第四節 —— **霜降**，推薦喝「化寒粥」。頸椎第五節 —— **寒露**，推薦喝「美膚粥」。頸椎第六節 —— **秋分**，推薦喝「補血飲」。頸椎第七節 —— **白露**，推薦喝「甜酒粥」。

胸椎第一節 —— **處暑**，推薦喝「蓮藕粥」。胸椎第二節 —— **立秋**，推薦喝「紅豆水」。胸椎第三節 —— **大暑**，推薦喝「綠豆湯」。胸椎第四節 —— **小暑**，推薦喝「蓮子湯」。胸椎第五節 —— **夏至**，推薦喝「酸梅湯」。胸椎第六節 —— **芒種**，推薦喝「黃瓜汁」。胸椎第七節 —— **小滿**，推薦喝「止癢粥」。胸椎第八節 —— **立夏**，推薦喝「奇異果汁」。胸椎第九節 —— **穀雨**，推薦喝「養肝茶」。胸椎第十節 —— **清明**，推薦喝「清肺茶」。胸椎第十一節 —— **春分**，推薦喝「蜂蜜水」。胸椎第十二節 —— **驚蟄**，推薦喝「蘆薈汁」。

腰椎第一節 —— **雨水**，推薦喝「黨參粥」。腰椎第二節 —— **立春**，推薦喝「咖啡飲」。腰椎第三節 —— **大寒**，推薦喝「薑紅茶」。腰椎第四節 —— **小寒**，推薦吃「牛肉湯」。腰椎第五節 —— **冬至**，推薦喝「補骨湯」。其中的食療養生方，薑紅茶、牛肉湯、補骨湯是祛「寒邪」，腰椎第三到五節之間就容易產生「寒邪」。而頸椎第一、二、三節容易產生「風邪」。

當我們長時間久坐，腰椎向前彎曲時間久了，會改變脊椎正常彎曲度，而導致椎間盤突出症等病變發生。脈寒則縮捲，腰椎因經絡、筋脈收縮閉塞而前彎。寒邪容易在第三腰椎開始產生，痛則不通，疼痛是寒邪的表現，因寒而痛是寒性凝滯而產生疼痛。節氣食療養生不但可祛「寒邪」、祛「風邪」，還可以全面攝取營養修護後天不足，達到養生保健的作用。

面牆伏牆挺身 100 下，一起這樣做

　　經絡拳團練操作「面牆伏牆挺身」，排毒通道膀胱經。站在距離牆壁 50 公分左右，兩腳與肩同寬，雙手與肩同寬扶在牆面上。手與肩膀支撐著、手肘慢慢彎曲，讓臉部逐漸去靠近支撐，肚子內縮、後背打直，用力撐開，前後動作鍛鍊背脊的膀胱經 100 下。

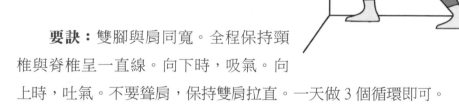

　　要訣：雙腳與肩同寬。全程保持頸椎與脊椎呈一直線。向下時，吸氣。向上時，吐氣。不要聳肩，保持雙肩拉直。一天做 3 個循環即可。

　　「面牆伏牆挺身」操，可以接著把手慢慢拉高，從一開始手在肩膀的正前方，慢慢移高至頭頂上方，刺激就更大了。讓膀胱經發汗，使脊椎放鬆、釋放壓力，也鍛鍊背部肌群，可以鞏固背肌，強化脊椎的支撐力，對強心健體很有幫助。

　　膀胱經在人體的後背和雙腿後側，是抵禦外界風寒的天然屏障。膀胱經是人體最大的排毒通道，透過刺激膀胱經，增加全身的血液循環和新陳

代謝，可把人體的廢物從尿液中排出去。膀胱經是直接連接臟腑，能夠把臟腑的毒素透過膀胱經後背的「十二俞穴」及時排出來。

　　小叮嚀：脊椎痠痛感持續三天依舊無法恢復，痛到睡不著、大小便失調、手痠麻到無力感，就應該去醫院檢查身體到底是出現了什麼狀態。

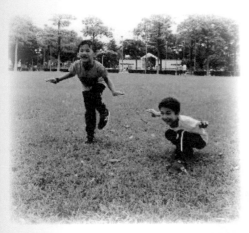
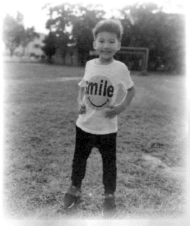
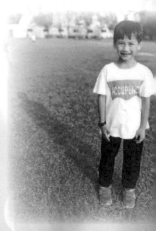

【心靈處方】

孩子別怕，你肯定行。

愛能克服我們和宇宙之間的距離。脊椎連結天地之間的引力，請經常把雙手往上舉，敞開心胸接納愛、散布愛，當雙手上舉就感覺到脊椎輕鬆了。相信自己透過「愛」與周遭的世界產生連結，藉由「愛」與自己產生連結，找到潛意識裡連自己都還沒察覺的「我」。

在「愛」裡，你可以發現自己尚未認識的那個「我」。聆聽內在聲音，呼喚宇宙能量，帶有愛和感恩之心，才能免於病痛的折磨，並點燃內心自信的火種。

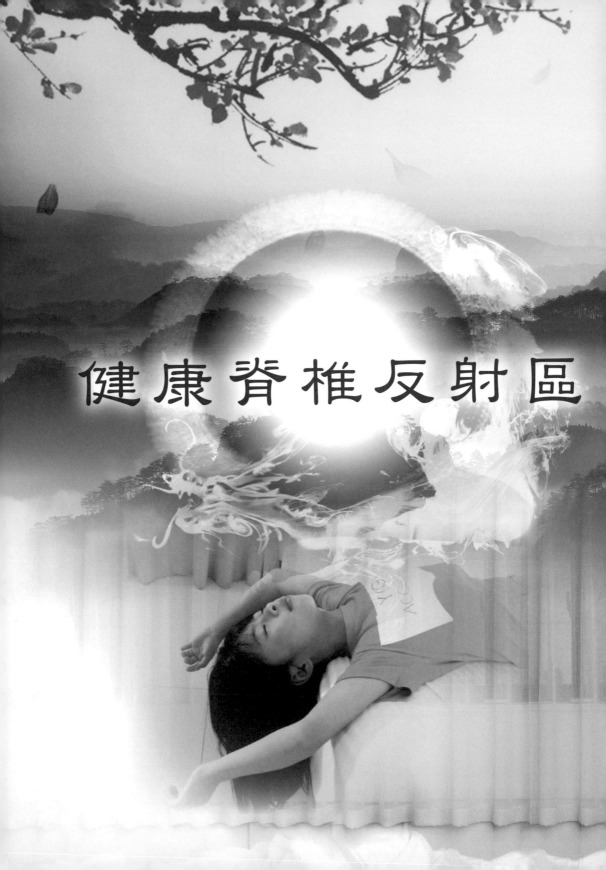

健康脊椎反射區

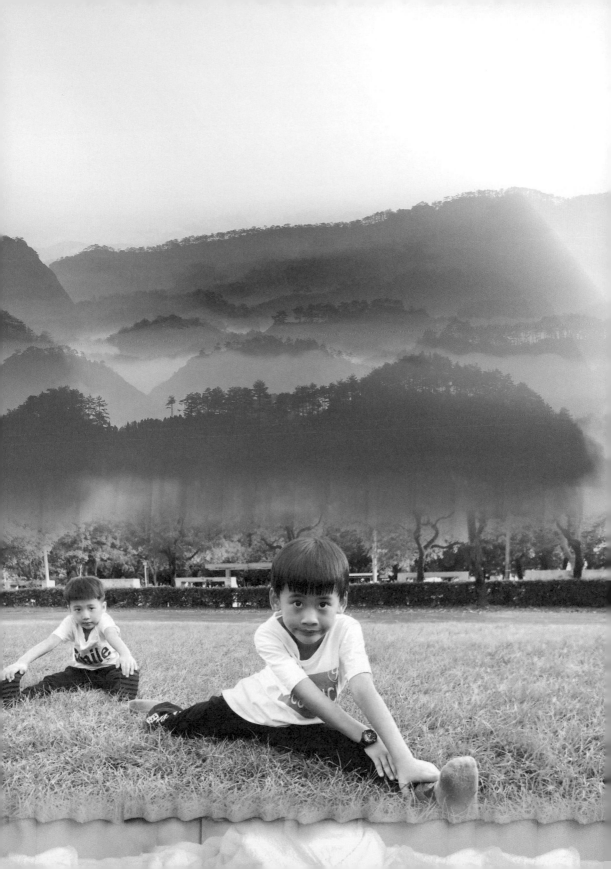

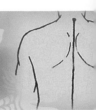

脊椎矯正先從手開始，每天以簡單「手指脊療」，刺激雙手指穴道，活化副交感神經。手指運動中樞在大腦皮層中所佔的區域最為廣泛。「手指活絡」可以有效平衡日常生活帶來的緊張，減輕精神壓力，同時還可以延緩腦細胞的衰老。

我們的生活節奏快速壓力就大，身體呈現緊張狀態，全身上下筋骨沒辦法完整休息或是舒展時，久而久之就會累積成為內在的壓力，影響經絡的運行、筋骨的伸展，當然就會影響健康。

心靈手巧常被形容一個人聰明能幹，其實手指靈活的人更聰明，因為手指和經絡是相通的。全方位的活動手指，透過手指節點調整全身經絡活絡筋骨，不但可以有效的開發腦細胞，對於老年人維持頭腦靈活、提高學生學習智力與養護身體健康都有促進的作用。

五分鐘手指活絡法，一起這樣做

俗話說十指連心。「手指脊療」手指活絡法就是透過手指的經絡系統，經過四肢通到大腦不同範圍的中樞產生運動效果。手與大腦神經關係十分緊密，大腦皮層是神經系統的最高中樞，是身體一切活動的最高指揮官。所以透過手指活絡法可以延緩腦細胞衰老，能緩解肌肉疼痛、減輕身

體緊張的壓力、加快血液循環、增加我
們的靈敏度和反應能力。

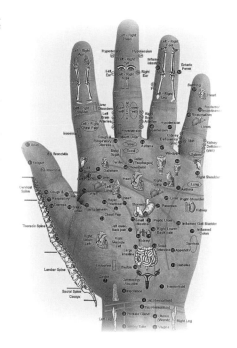

　　我們經常久坐、久站等原因，不
常活動的背部及肩胛骨就會產生肌肉緊
繃，脊椎為了承擔緊繃的肌肉重量，背
脊自然而然就會彎曲起來。「手指脊療」
手指活絡法隨時可以操作，坐車、等車、
上班、休息、看電視、心情放鬆時，或
在任何覺得身體不舒服時，有助於改善
焦躁的情緒、調節心臟功能等作用。全
身經絡系統在人體手指上連結著有效根
治痠痛的相對點，尤其是脊椎各部位的痠痛，在我們的手指上活絡就可以
獲得改善。

「活絡手指法」對應臟腑如下：

1.　拇指對應肺部經絡，主心臟和肺。大能圈活絡大拇指。

2.　食指對應肺、大腸經絡，能反映肝臟、肺、胃、大腸的健康。
　　大能圈活絡食指。

3.　中指有心包經通過，對應心、肝臟和血液循環系統。大能圈活
　　絡中指。

4.　無名指為三焦、心包經絡，對應臟腑是肺。大能圈活絡無名指。

5.　小指對應心和小腸經絡，主腎臟、循環系統。大能圈活絡小指。

人體的手三陰與手三陽可改善在體內流動的氣，手三陰與手三陽會在手指末梢流動銜接，有進、有出就可達到了痠痛的改善。隨時可以把一條「大能圈」放在身上，待有空時就拿出來活絡手指，隨時隨地都可以立即上手，鍛鍊手部肌肉、緩解手部疲勞、放鬆大腦、調節臟腑功能，讓身體脊椎獲得放鬆調整。

一起操作「手指活絡法」：

　　步驟 1：「大能圈」橡皮筋，在每隻手指指甲底端綑綁一圈，透過手指頭綑綁的束縛力形成反作用力。接著從大拇指開始旋轉扭動，順逆各旋轉 6 圈，感覺痠痛時，再把痛點給轉動推開，濁氣就會散掉，此時就會覺得非常舒服。依次將食指→中指→無名指→小指也順逆各轉動 6 圈。

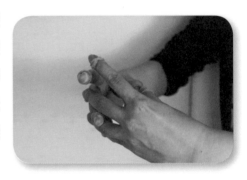

　　步驟 2：雙手相對合掌，手指交叉交替彎曲和伸直手指，重複 15 次。

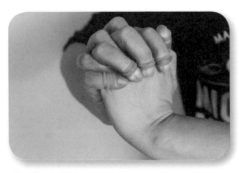 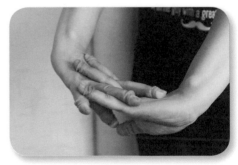

　　步驟 3：雙手握拳，以腕關節為軸，做環繞運動 4 圈後，向相反方向

轉動，重複幾次，練完之後手腕會產生痠痛。所以需進行放鬆練習，甩甩手腕，盡量讓手腕感到放鬆。

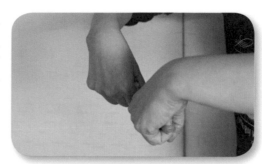

步驟 4：雙手合十掌心相對，降低手部高度，直至手腕產生拉伸感，最後保持姿勢20秒。

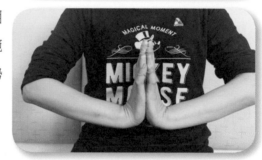

「手指脊療」手指活絡法每天花上一點時間動動手指，就可以舒暢又健康。沒時間運動的人，隨時隨地都可以進行，而且效果極佳有效又快速，長期堅持操作可清除人體代謝的產物，有助於我們減輕脊椎壓力、安定情緒、緩解緊張達到疏通經絡、強身健體的目的。

睡不好，手指用力摩擦，一起這樣做

經絡全息法，對於失眠或睡眠品質差的人，堅持做「手指脊療」後，睡眠品質可以明顯的改善。人的五指指尖各有經穴與內臟有密切關係，倘若某個指尖感到特別疼痛時，表示與此經脈關聯的內臟已有了某種狀況。「手指脊療」操作後可將廢物從尿液排出，加速血液循環，對心臟是很好的鍛鍊，可起到未病先防的效果。

手指是人體上肢的末端，氣血流注到此而返回，五根手指有六條經脈運行。心、肺、大腸、小腸、心包、三焦等經絡在手指尖部交接。肺經止於拇指「少商穴」，大腸經起始於食指「商陽穴」，心包經止於中指「中沖穴」，三焦經起始於無名指「關沖穴」，心經止於小指「少沖穴」，小腸經起始於小指「少澤穴」。

一起操作「經絡全息法」：

　　步驟 1：用最舒服的姿勢躺著閉上雙眼，肩膀與下巴同時放鬆，嘴唇微微閉起來。從鼻子深呼吸一口氣，然後從嘴巴慢慢吐出。

　　步驟 2：兩手十指相對，兩手合掌，稍微用力按壓手，向左或向右按壓，加強手及手腕的靈活度。雙手在胸前合掌，左手腕用力推向右手，保持手掌對合，轉向左邊，胸膛會隨著呼吸而震動。

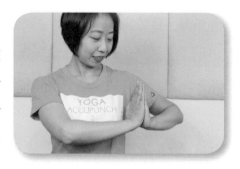

　　步驟 3：雙手相對，手指尖交叉，合掌十指用力摩擦，從指尖摩擦到指根。很悠閒的把手掌慢慢舒展開來，推開再推開的延展。

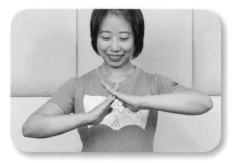

　　步驟 4：當雙手轉動順時鐘 6 圈、逆時鐘 6 圈後，再把內側肌群給扳開，扳筋後看看中線的中指，頭部到脊

椎這一條是關鍵的，中間就是頭部與脊椎，食指應該是右手、拇指是右腳，無名指就是左手、小指就是左腿。

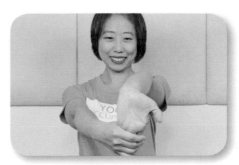

步驟 5：把手指張開，盡自己的最大力，張得越開越好，用一隻手用力拉另一隻手的每根手指，兩手相互交替地拉。

步驟 6：雙手張開，大拇指指尖與食指指尖相捏。鬆開食指，大拇指指尖與中指指尖相捏。鬆開中指，大拇指指尖依次與無名指、小指指尖相捏。然後把中間兩手指分開，再跟兩邊的手指併攏。以上為一遍，可重複多做幾遍。

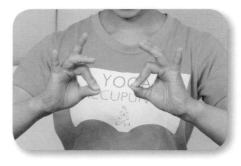

「手指脊療」操作之後手腕會感到痠痛，所以需要進行放鬆練習。甩甩手腕，盡量讓手腕感到放鬆。這樣做一個連貫的動作，張開與合併中間手指，再合併兩邊的手指，不但能舒緩全身疲倦，腦部與手部也會隨之放鬆。活經通絡、氣血順暢，人體的陽氣就會充足，病邪自然就會離你遠去。

小叮嚀：經絡是能量的運輸系統，影響全身器官和生理系統，手指有微細能量能平衡經絡間的氣血流量，為全身灌注活力。當手掌心越來越僵化時，經過適當活絡紓壓，就可以進入舒服的睡眠。

02

穴道矯正脊療手指操

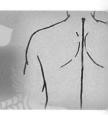

　　正處於各種關節疾病的人，關節活動時會產生痠痛，但不活動會更加疼痛。怎麼樣才可以減輕身體疼痛，我們可以透過遠端的治療，操作「脊療手指操」獲得改善。手部有六條經絡運行與全身各臟腑器官組織溝通，因此可以紓解全身疾病。

　　我們現在使用電腦和手機的頻率日漸上升，為了放鬆身體容易造成不良的生活姿勢。當我們翹二郎腿時身體就會偏一邊，骨盆、脊椎就易歪斜或是稍微趴著、用手肘撐著，頭頸部的頸椎骨也就容易歪斜。時間久了有許多人的身體扭曲變形，脊椎也隨之歪斜。

　　脊椎與力學平衡有重要的關聯，當身體兩側肌肉群發展不平衡，手腳就會不平衡，重心也就失衡。自律神經容易失調，經絡出現痙攣狀態，身心會呈現緊張現象，身體就會有很多的症狀，不斷地形成各種痠痛且狀況百出，因此維護保養脊椎是一個長期的過程。

刺激手腕，帶來身心靈的平靜

　　許多人的關節疼痛偶爾發生，往往被忽視或被認為是關節炎。多數關節疼痛並不是外傷所引起，關節因為長時間受涼和巨大的溫差、關節勞損或血液循環不良等無法及時供應營養。而四肢多活動血液透過擠壓，是可

以把關節需要的養分滋潤帶入。

有關節痠痛的困擾,可以操作簡單有效的「脊療手指操」。因為手腦相連藉由刺激雙手的重要穴位和手指末梢神經可活化副交感神經,可以活絡腦神經使腦部輕盈放鬆壓力,脊椎也跟著放鬆。經常活動按摩關節使脊椎兩側肌肉群平衡,血管舒張營養和氧氣給細胞進行修護,也可有效的改善脊椎問題。

我們可經常按壓刺激手腕幾個穴位,在手背上「陽谷穴」、「陽池穴」、「陽溪穴」處經常刺激可以補陽氣改善氣色。手腕內側有「神門穴」、「大陵穴」、「太淵穴」,經常刺激可以鎮靜安神、舒筋活絡。「脊療手指操」能幫助入眠、調節自律神經、補益心氣、安定心神,可治療心痛、心煩、改善心悸等功效。

當自律神經的交感神經呈現緊張狀態,淋巴球減少只要刺激副交感神經,自律神經就會開始支配副交感神經。「脊療手指操」可以調整氣血流動、改善經絡不暢、降低身體壓力、幫助身體排毒,我們的免疫力也就會隨之提升。

小叮嚀:建議操作「脊療手指操」時,配合精油的使用可達到更好的效果,如艾草精油。

手腕靈活了，椎間盤鬆了，一起這樣做

脊療矯正手腕主要有六個穴位。先把手掌往上翹，手腕產生皺紋處的這幾個穴位相當有用，不管是內側或外側都有。外側有拇指下方「陽谷穴」、「陽池穴」、「陽溪穴」，中間的是「陽池穴」，轉過來內側裡有「太淵穴」，有脈搏跳動中間心包經的「大陵穴」，小指延伸下來手腕凹陷處是心經的「神門穴」。每一個穴位點按揉 10 秒到 20 秒左右，左邊先做再做右邊。操作後手腕靈活了，氣流貫通全身能養生防病、抗衰老。

一起操作「脊療手指操」：

步驟 1：按揉大拇指左右兩邊約 10 秒到 20 秒。改善咳嗽、口乾舌燥，啟動大拇指可改善呼吸系統。

步驟 2：再按揉食指指甲根。食指屬於消化系統，放鬆腸胃道、改善十二指腸潰瘍。

步驟 3：按揉中指指甲根。中指部分屬小腸和肝臟的健康狀態，可舒緩有關心臟的疾病。

步驟 4：按揉無名指指甲根。無名指屬於交感神經類，可以改善身心低弱的狀態，如低血糖、憂鬱症。相較於其他大拇指、食指、中指、小指，則是刺激副交感神經為主。

　　步驟5：小指根的部分是生殖系統和心臟健康狀態，可改善女性的更年期、下盤、骨盆腔的疾病。小指按揉的時間要特別久，因為有心經與小腸經經絡的運行。

　　在操作上，偶爾感覺到需要提升活力時可刺激無名指。無名指指尖是三焦經起始點，沒有能量時就專門刺激無名指。體驗手指末梢循環後，開始扳住指甲處往上拔。扳筋法很簡單，用食指的指關節在側面頂住手指，拇指扣住指甲後，往外拉直拉伸。拉筋、拔筋後脊椎周邊的神經叢都會放鬆，每天都做得到的健康。

深層體驗五指反射，有最強大的連結性：

1.　**拇指**：副交感神經中最重要的大總管，掌管第一腰椎改善腰椎不舒服。
2.　**食指**：消化系統，肝膽脾胃都與消化相關，掌管了大腸與第二腰椎。
3.　**中指**：掌管了第三腰椎，掌控心臟循環疾病包含循環系統。
4.　**無名指**：掌管了第四腰椎，反映神經系統、內分泌系統。
5.　**小指**：掌管了第五腰椎，同時存在交感、副交感神經系統是最神奇、神祕的。

　　小叮嚀：五指刺激經絡系統，帶動氣血在體內流動手部六條經絡，按揉手指關節根部，能有效強化主要經絡並幫助改善平衡。

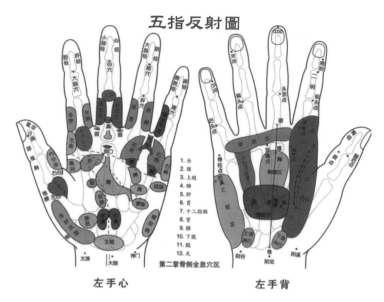

五指反射圖

1. 头
2. 頸
3. 上肢
4. 肺
5. 肝
6. 胃
7. 十二指肠
8. 腎
9. 腰
10. 下腹
11. 腿
12. 足

第二掌骨側全息穴区

左手心　　　　　　　　左手背

平衡血壓，就在手掌中心點

推廣「脊療手指操」讓更多年紀大的人或是現在不愛活動的人一起動起來。人們不喜歡動，一定有不喜歡動的理由，可以先協助啟動手部關節避免退化。當我們越是不想動，關節就會越僵化，軟組織僵化就容易循環不良。這時把手拉一拉，再來練習「脊療手指操」，就會找到一股力量可以讓自己再活動起來。

當手掌中心點發黃時，就表示有腹脹的現象，黃中帶青通常是胃寒的反映。而手掌淺黃並且乾枯沒有光澤，有可能屬於脾胃氣虛，氣血不足。

勞宮穴

當血壓失去平衡，手掌就會出現異常，軟弱無力或是僵化。手掌中

心點是「勞宮穴」，握拳屈指，中指指尖對應的掌心中央位置即為「勞宮穴」。

從指腹開始按揉到手掌心，從手掌往上推，經過「勞宮穴」推手掌面，速度快滑過去，一邊推揉一邊吐氣，長期堅持可使心火下降。

從手腕背部「陽池穴」，往上一直推、一直按揉，刺激到督脈，延伸到大椎，後背邊推邊吐氣，邊揉邊吐氣，一直推到指尖，推到發紅發熱，脊椎也會有發紅發熱感。

「勞宮穴」對於失眠、神經衰弱者，平日可用拇指按揉另一掌「勞宮穴」約 60 秒，其餘四指則放在手背後支撐，直到掌心產生微熱感，有助清心火、安心神、降血壓的作用，同時補養心臟效果也非常好。

要訣：利用鹽水熱敷，讓關節活化再操作比較好。先用溫熱毛巾包著熱敷指關節處，再操作「脊療手指操」也等於是護理脊椎。

小叮嚀：在手掌心靠近大拇指肌肉隆起處就是「魚際穴」。有著「救心丸」之稱。《靈樞》：肺心痛也，取之魚際、太淵。因「魚際穴」正好位於手掌部的心臟反射區。操作手法可用大拇指的指尖掐揉「魚際穴」，用力掐 20 下來增強肺功能，改善容易感冒的體質。

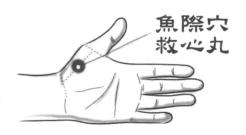

魚際穴
救心丸

03

神奇的手指力「修正骨盆歪斜」

俗話說人老腿先衰，人在老化後，腿部肌力呈現衰退，走起路來活力大不如前，會讓走路步伐變小，大幅增高跌倒的危險性。從簡單的改善肌力衰退，可以鍛鍊神奇的「手指力」平衡肌力問題，幫助我們達到逆齡生活的開始。

當我們瞬間打噴嚏、瞬間回頭或是伸個懶腰，產生腰部椎間盤的急性扭傷，原因都來自於肌力衰退了。骨盆是人體的中心，上到脊椎，下到關節，起到承上起下的作用。當身體沒有足夠的力量去支撐骨盆鬆弛，骨盆輪變得不穩定，就會產生腰痠背痛、體型走樣，其中的關鍵就在於「肌力」。

怎麼知道「肌力」不足？運動肌肉的力量、幅度和速度降低，如醬瓜瓶都打不開，就知道肌力正在衰退，手的握固力也是肌力的展現。評斷肌肉功能時，手握力與腳的抓力都是重要指標。手握固力不夠，會有慣用手之分。單腳力不足無法金雞獨立，這是肌肉收縮的力量不足伸縮動作的退化，此時也有慣用腿之分，我們通常只有單邊腳金雞獨立支撐較穩，因此同時鍛鍊雙手力與雙腳力一樣重要。

小叮嚀：走路一不小心就會跌倒，以為是骨頭老化，事實是肌力衰退。

強手力＋強腳力，同時矯正骨盆歪斜，一起這樣做

我們來認識一下肌力是什麼？骨骼肌是運動系統的動力部分，分為白、紅肌纖維，白肌是依靠快速反應收縮的肌肉，紅肌是依靠持續供氧運動，慢速收縮的肌肉是肌耐力。握固需要快速收縮，仰賴白肌快速收縮力、爆發力。通常白肌衰弱，身體就不會那麼敏捷，所以要多訓練運動神經的白肌與負責張力姿勢的紅肌。

骨盆腔問題會成為生命動力不足的罪魁禍首。「八髎穴」和「命門穴」都是人體陽氣的根本。長期坐在電腦前工作，往往因久坐造成八髎區域皮脂增厚、僵硬、經絡不通、氣血不暢。所以有婦科問題、男性泌尿系統疾病的人，一定要加強腰椎肌力的健康。

一起操作「加強肌力」：

步驟 1：身體正躺下來，膝蓋落在床緣或桌緣的外方，小腿自然垂放。利用小腿的力量延伸往下拉著，一起做肌力鍛鍊，利用自然的落體，可以勾腿，請記得膝蓋不要用力。動作開始前先鋪一條毛巾稍微墊高頂著腰椎，十公分左右墊在後方腰椎上，讓骨盆腔支撐著，開始鍛鍊矯正 2 分鐘。

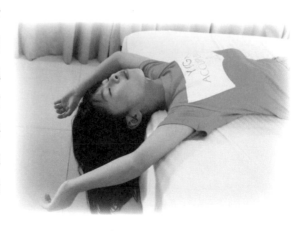

步驟 2：身體躺在床緣或桌緣邊上，讓引力自然的牽動，把腰椎延伸開來矯正放鬆。有長短腿，左邊拉一拉、右邊拉一拉，往下延伸，讓力量再延伸一下，往下再垂吊延伸拉正，再同時做手部的矯正就可歸位。別忘了，保持脊柱 S 型彎曲，要頂高 2 分鐘。

利用地心引力的原理，把身體的重力直接做牽引，避免肌力無法傳達到骨盆的困擾，藉由手力與腳力的鍛鍊同時把骨盆做矯正。

要訣：當手部肌力降低，疏通全身經絡的能量也會減低，骨盆腔內是內臟器官神經血管匯聚之處，是調節全身氣血的總開關。當骨盆腔歪斜時，脊椎神經與電流的傳導會反射到手部的沒力。

小叮嚀：矯正骨盆同時鍛鍊手力與腳力效果良好。遠端治療可以讓骨盆、胸椎、腰椎周邊肌群逐漸恢復正常，急性的症狀立刻消失。當遠端經絡通順時，雙腿肌力弧度就能輕鬆的擺動，改善血液循環還可以抗衰老使身體康健。

五指力鍛鍊，全身肌力提升，一起這樣做

現代人長時間維持同樣的姿勢疲勞或受風寒、睡眠體態不當等造成肌肉、肌腱、頸肩、腰肌筋膜、慢性肌肉疼痛的現象，脊椎也容易造成前傾，將導致身體的退化及痠痛。

肌肉、韌帶是人體各種活動的動力基礎。當血液調節能力降低，容易

使肌肉供血不足和無氧而引起疼痛。僵化的肩膀，會產生手指緊繃，手指冰冷寒涼。隨著時間延長，筋膜發炎會導致整條脊椎的問題。

　　肌力檢測法：身體雙手舉高向上伸展時，是身高 x1.35 倍。在牆壁身高 1.35 倍地方做記號，腳貼著牆壁面伸展，如果手能碰到記號代表肌力平衡。

一起操作「鍛鍊五指力」：

步驟 1：鍛鍊五指

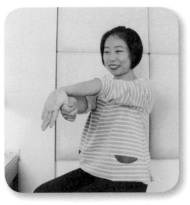

　　先把手掌拉開，拉開彎折度將近 90 度時效果最好，扳筋拉到極致，手腕手掌彎折 90 度，按揉拇指內側的「大魚際」。握住手指按揉肌群，轉動關節，從大拇指→食指→中指→無名指→小指，扳揉用力延伸拉開，手部鍛鍊也可牽動身體肌群。

步驟 2：利用桌子

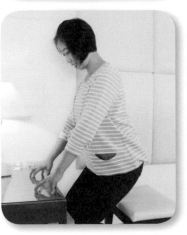

　　試著從坐姿起身時，不要用腳力。如身邊有桌子，用五指力量把身體慢慢地撐上來，雙腳則是藉由輔助力量上來，五指鍛鍊後，膝蓋也會變輕鬆，這樣反覆練習，當五指力量傳導上來，可幫助加強骨盆血液循環順暢。

步驟 3：利用牆壁

腳呈現弓箭步形成推力，用五指去壓牆壁面。平常把腰做反折時會閃到腰，但是壓住牆壁面後，用手的反作用力，腰做反折，前後腳弓箭步，腰就可反折，延伸推展可以達到修正骨盆歸位產生力量。

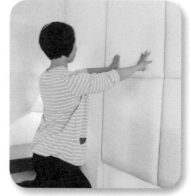

步驟 4：最後測試

雙手先在胸前交叉，腰部挺直，抬頭挺胸，慢慢地坐下來碰到椅子，再慢慢地回到雙手在胸前交叉站姿，試著不要使用手的力量。骨盆力量從「站、坐」到「坐、站」，從手指力變成全身肌力的訓練，最後有了肌力，骨盆能延展，歪斜的部分就可以歸正。

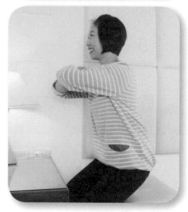

小叮嚀：操作的時候放鬆腰部，過度挺起身反而容易引起腰痛。五指力與腳力的延伸，讓腰部的反折開始有力量，達到完美的曲線。

矯正骨盆法，手指在背後轉圈圈，一起這樣做

繼續練習上一章節的手指轉圈圈，兩根拇指互相轉圈圈，食指互相轉圈圈，食指→中指→無名指→小指。轉的過程用「大能圈」綁住，轉動能量就更強，是很好的鍛鍊。請記得轉動越大效果越明顯，但是不能心急，

急是沒有用的。當手指轉圈轉動越是輕鬆時，肌力訓練就完成了。有了肌力全身各個關節緊繃的地方會開始變得柔軟又輕鬆。

一起操作「矯正骨盆法」：

　　步驟1：站立，在背後將雙手向後延伸，收縮肩胛骨之間的肌肉。

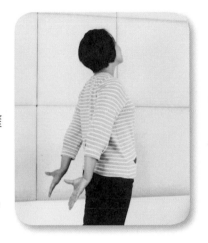

　　步驟2：一邊吸氣一邊打開胸膛，同時確實向後拉伸肩膀，再向後抬起頭。

　　步驟3：一邊吐氣，同時手指轉圈圈50次。

　　當你不管做什麼姿勢都會痛，有疼痛加劇甚至下肢疼痛、身體發燒，這已不是骨盆歪斜問題，而是有骨刺或其他更嚴重的疾病，請立刻到醫院好好檢查。

　　小叮嚀：頭部後仰，若感到頸部疼痛就立即停止。注意腰部不可後折，腹部應用力收緊。日常的駝背習慣和雙腿抬放在桌上或床上不良坐姿，都會使腰椎失去支撐，是造成骨盆歪斜的常見因素，所以平時應養成良好的坐姿，並適度變換姿勢，以減輕骨盆及腰椎的負擔。

04

「食氣」脊療，食療「節氣」調養脊椎

認識「食氣」＝節氣＋脊椎。二十四節氣與脊椎、督脈密切關聯，與「矯正脊療」關係更是密切，而「食氣二十四飲」就是二十四節氣食療，強健脊椎。學習養生首要的就是懂得「食氣」、「節氣」，在適當的時機鍛鍊肌力，加強食療。

當人們容易摔倒，通常是「腰椎」肌肉缺乏力量。開始感到手麻、血壓高是「頸椎」出了問題。身體出現腰痠、背痛、骨刺、駝背、肩膀痠痛等，通常共同成因是肌力不足，核心肌群轉弱，韌帶沒有彈性，肌肉沒力量等。這時我們需要均衡的飲食，尤其食療蛋白質相關食物恢復血液循環的流暢，更重要的是加強肌力的鍛鍊。

許多老年人有錯誤觀念，就是多吃青菜、長年吃素、吃素食加工品而少吃肉。身體沒有吸收足夠的蛋白質，肌肉力量自然就下降了。懂得在節氣調養食療，在植物蛋白質更容易吸收之節氣，飲食中多補充穀類，那麼肌肉力量就可以維持與提升了。

人體肌肉力量的高峰期，大部分在四十歲之前，肌肉力量的高峰都在二十五歲到三十五歲之間，多數人在高峰三十五歲之後逐漸下降，接著慢慢轉弱。通常四十歲後，每十年流失將近一成，到七十歲以後更是加倍，

而肌肉力量不足會導致疾病的發生，尤其是脊椎也會歪斜，進而身體代謝率不足，常看到的肩頸痠痛、下背疼痛都是隨著節氣的到來，這樣一節一節衰退導致。

　　要訣：調養脊椎，學習「食氣」、「節氣」在適當的時機鍛鍊肌力吧！

二十四節氣，吃什麼養生

　　天氣、地氣、人氣的對應都是「二十四」，如每天有二十四小時，人有二十四節椎體，也對應左右兩邊十二經脈，共二十四條經脈。人的頸椎七節、胸椎十二節、腰椎五節，加起來總共二十四節，剛好對應天地間的二十四節氣，每一脊椎對應每一節氣。

　　節氣吃什麼養生？把穀類配合一些食材，用豆漿機做食氣養生飲，透過食物與天地相應，讓地上的食物與天的節氣能量相結合，導入脊椎節氣就能養護好脊椎，往後調養脊椎問題就容易了。

　　二十四節氣是古人透過觀察天體後，以地球繞著太陽的相對位置，在不同時間點找出的規律，春、夏、秋、冬，春耕、夏耘、秋收、冬藏的農業生產流程運用。

　　「立春」，「立」是開始，「春」也指蠢蠢欲動，立春就代表著所有萬物，從這一天開始有了生氣，這是第一節氣。接著「雨水」就是降水

開始，雨水特別多的起點。「驚蟄」則是春雷打動，地底下冬眠的生物即將破土出來萌芽。到了「春分」是晝夜均分，在古代人說法一日一夜等於一天，春分時一日是十二小時，一夜也是十二小時。

到「清明」這時節天氣開始溫暖，清明要掃墓是因為墓上的草開始茂密了。在「穀雨」時候雨升百穀，雨水增加穀物增加，如果穀雨沒來今年就是旱災。沒有了糧食人就會衰，因此穀雨對生物的成長非常關鍵，對人類的生命更是重要。

「立夏」是夏天的開始，氣候溫暖後所有生物加速成長。「小滿」則農作物生長飽滿，飽滿後食物更有能量。到「芒種」時節糧食越加成熟，也是播種最繁忙之時，有播種以後成熟的食物就會非常多，芒種是農家最忙的季節。

「夏至」是白天最長、黑夜最短的時刻，啟動了熱天。「小暑」進入炎熱，也就是「暑」的字義，但是沒有達到最熱，到了「大暑」則是炎熱最高峰。

炎熱的高峰過了後就進入到「立秋」，秋天到了所有的植物即將成熟，成熟後緊接著就進入到「處暑」，暑氣到此時停住，沒有暑氣了。「白露」因為沒有了熱，地面就開始水氣凝結成露，代表天氣轉涼開始變成微冷，此刻身體要小心不要受到風寒。接著「秋分」又是日晝均等，且進入微冷。再進入「寒露」，就是水露轉變成寒，天氣逐漸寒冷了。寒冷後馬

上進入「霜降」，有了霜就是即將要形成冬天的開始。接著進入到非常重視的補冬之時，就是所謂的「立冬」，冬就是終了，所有農作物準備收割完，立冬就是冬天的開始。過一陣子進入「小雪」開始要降雪，「大雪」就是雪量逐漸從小變大，天氣越來越冷，再進入到最終的「冬至」。

冬至是白天最短、黑夜最長，在冬至這一天要好好調整身體，是養生的大節氣，要吃點甜的、鹹的湯圓等養生的補品。最後還有「小寒」進入到寒，這寒是冷空氣累積到一定程度，但是還沒到頂點。「大寒」就是寒到頂點，也結束二十四節氣再回到立春，這就是二十四節氣所有的過程。

打坐打氣，感受脊椎節氣的傳輸

現代醫學研究脊椎是能量的傳輸中心，隨著神經的傳導過程，就是根據每一椎體的節氣在傳遞，與一年二十四節氣完全相符，每一椎體就代表節氣。靜坐時就會感覺到這節氣正在往哪邊傳送，比方說到了冬天「小雪」，總覺得頸部有點偏涼，代表要補充這節氣的食物，就不會感覺寒冷了。

根據《黃帝內經》記載人體器官能量由特定的脊椎位置所控制，與大自然二十四節氣所對應。當節氣在交替時，能量會不斷地耗損，免疫力隨之下降。透過「食氣二十四飲」可避免累積慢性疾病還可以提升免疫力。

因此節氣交換時，實行「食氣脊療、食療節氣」，可放鬆副交感神經、調整自律神經、提高身體含氧量、放鬆緊繃的肌肉，還可以幫助找到相對

應「椎體」養生防治。

二十四節氣其實是八節和十六氣。八節：立春、春分、立夏、夏至、立秋、秋分、立冬、冬至。反映氣候的節氣變化是驚蟄、清明、小滿、芒種、雨水、穀雨、小暑、大暑、處暑、白露、寒露、霜降、小雪、大雪、小寒、大寒。

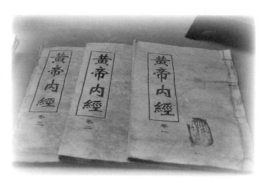

在氣候的變化中，「立」是開始的意思。立春、立夏、立秋、立冬分別表示四季的「開始」。二月立春在二月四日，五月立夏在五月五日，八月立秋在八月七日，十一月立冬在十一月七日，「立」大都在四日到七日之間。

在氣候的變化中，「至」是「到了」的意思。夏至、冬至表示夏天、冬天到了。大多是在每年的六月、十二月，冬至大部分在二十一日左右。

在氣候的變化中，「分」是「平分」的意思。春分、秋分，表示晝夜長短相等。分別在三月、九月，在二十日到二十二日左右。

頸椎節氣的症狀表現

1. 第一頸椎對應「大雪」：頭痛、暈眩、眼病、記憶力減退與失眠。
2. 第二頸椎對應「小雪」：喉嚨不舒服、耳鳴、扁桃腺發炎、聲

帶炎、口腔發炎。

3. 第三頸椎對應「立冬」：呼吸困難、座瘡、濕疹、肩頸痠痛、喉嚨發炎。

4. 第四頸椎對應「霜降」：頸肩痠痛、甲狀腺異常、牙齒牙關浮腫。

5. 第五頸椎對應「寒露」：手臂痠、手痛、手麻、五十肩、網球肘、氣管發炎。

6. 第六頸椎對應「秋分」：拇指痠、麻、痛、手腕痛、甲狀腺異常、五十肩。

7. 第七頸椎對應「白露」：中指、食指、無名指、手肘關節都會痠麻。

胸椎節氣的症狀表現

1. 第一胸椎對應「處暑」：心臟病、氣喘、手臂內側痠脹、食道問題。

2. 第二胸椎對應「立秋」：後背痠痛及血壓異常、心臟與氣管問題。

3. 第三胸椎對應「大暑」：肺炎、支氣管炎、胸肌發炎、暈眩、頭暈、頭脹。

4. 第四胸椎對應「小暑」：乳房、呼吸辛苦、慢性胃炎。

5. 第五胸椎對應「夏至」：慢性肝炎、膽囊炎、膽結石、長面皰、青春痘。

6. 第六胸椎對應「芒種」：糖尿病、胃脹氣、食慾不振、肝、膽、脾、胃也要注意。

7. 第七胸椎對應「小滿」：十二指腸潰瘍、胃潰瘍、胰島素分泌異

常、慢性病。

8. 第八胸椎對應「立夏」：排便不良、風濕性關節疾病、腸道發炎。

9. 第九胸椎對應「穀雨」：濕疹、膀胱炎、排尿問題、全身性過敏、頻尿。

10. 第十胸椎對應「清明」：下肢浮腫、靜脈曲張、痛風、帶狀性皰疹、腸道問題。

11. 第十一胸椎對應「春分」：拉肚子、容易水腫、泌尿道容易發炎等。

12. 第十二胸椎對應「驚蟄」：風濕性關節炎、不孕症、膀胱發炎。

腰椎節氣的症狀表現

1. 第一腰椎對應「雨水」：疝氣、尿床、膀胱無力、膝蓋發炎、大腸疾病。

2. 第二腰椎對應「立春」：月經不調、子宮肌瘤、卵巢發炎、流產、腿無力。

3. 第三腰椎對應「大寒」：血壓異常、坐骨神經痛、月經不調、更年期障礙。

4. 第四腰椎對應「小寒」：骨刺、坐骨神經痛、腰痛、彎腰上不來、攝護腺肥大。

5. 第五腰椎對應「冬至」：頻尿、腳麻、尿酸過高、負面情緒。

6. 薦骨或稱為骶骨：直腸、腳踝、臀部、肱骨的力量。第五腰椎以下可以改善脊椎強度。

　　小叮嚀：動則生陽。因此建議常曬太陽，能起到溫通經脈的作用。操作「打氣脊療」保健，飯後散散步，不要吃了飯就躺下或坐下。睡覺前泡泡腳，增加體內熱量，促進血液循環有助提高睡眠品質。

一起這樣做 49 下，打開節氣「開關」

　　食氣！從第一頸椎「大雪」開始保養，就是頸椎氣血的暢通度，頸椎柔軟舒暢，就可供應腦部血液。當精神不佳、記憶力減退、老年癡呆或高血壓、腦血管硬化，全都來自於頸椎不通暢，關鍵在於怎麼打開節氣「下顎開關」。

　　大家不妨嘗試一下，坐在椅子上透過「下顎往內縮」把脊椎保持挺大立地，經常推揉搓下顎，開關一開就會開始調整脊椎功能。

　　要訣：節氣「開關」就是「縮下顎」49 下。背挺直坐在椅子上，請將下顎往內縮，開關便會呈打開狀態，雙手放在身後，手掌向上十指相扣。一邊的手往下拉，一邊讓左右肩胛骨往中間靠攏，確實把肩膀向後拉。維持固定姿勢從鼻子吸氣，讓僵硬、僵直的椎體立刻活化。下顎感覺不夠放鬆時，可用吹風機加溫效果加倍。

　　小叮嚀：當下顎往外推，節氣處於「關閉」狀態。大雪開始，打開節氣「下顎開關」。頸椎就不怕冬天了。遵行「食氣脊療、節氣食療」身體就會越來越健康。

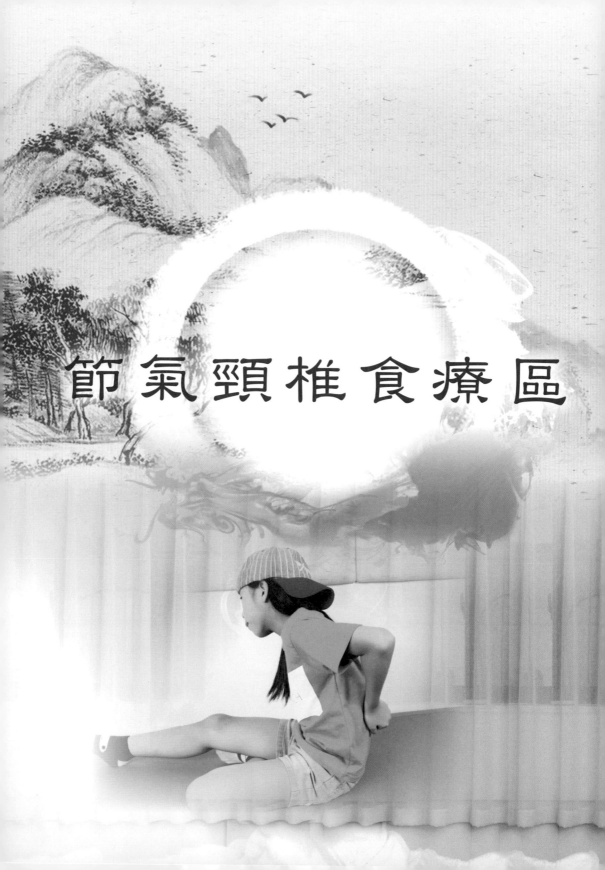

節氣頸椎食療區

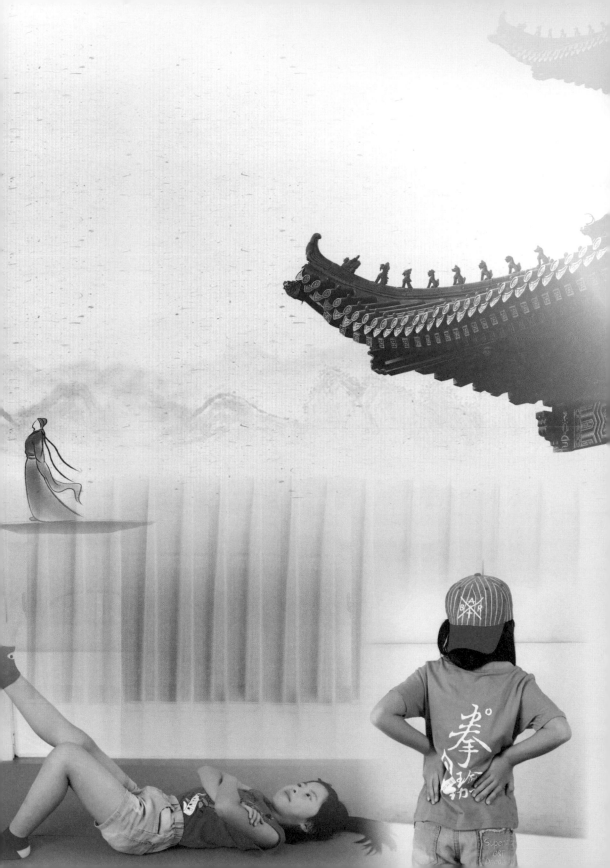

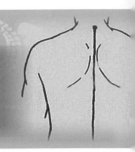

05

「大雪」矯正第一頸椎，
食氣第一方「桂圓飲」

脊椎矯正，「節氣」調整脊椎，「食氣」則食補臟腑，進而強化脊椎。「桂圓飲」讓冬天不容易生病，無論是體質虛弱者的老年人、更年期婦女、久病體虛或大量用腦者，可達增強記憶、消除疲勞、降血脂、延緩衰老、抗癌的作用。

第一頸椎「大雪」
每年 12 月 7 日前後（2019 年大雪時間是 12 月 7 日下午 6 點 18 分）

第一頸椎對應「大雪」時節。第一頸椎比較特別稱為「寰椎」。沒有椎體和棘突，由前後弓和兩側塊組成，主要執行點頭、抬頭動作。點頭動作透過枕骨和寰椎之間的關節，即寰枕關節的屈伸發生。搖頭或左右旋轉頭部的動作，

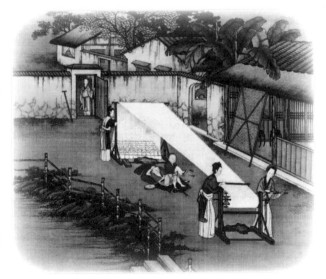

幾乎在寰椎和樞椎之間的關節 —— 寰樞關節。對脊椎的小幅度旋轉有一定的貢獻。

寰椎定位：顳骨乳突垂直下方，碰到的第一個骨性突起為第一頸椎橫突後結節，下頜角平第三頸椎，慢慢向上即為寰椎。

當第一頸椎壓迫到附近神經，易有頸背疼痛、上肢無力、手指發麻、下肢無力、頭昏、耳鳴、視力模糊、吞嚥困難等症狀。所以日常生活中要注意改正不良的工作習慣，保持正確姿勢，適當的養護活動頸椎。

用艾草醋燻蒸，不容易感冒

大雪季節一來容易罹患感冒、氣管炎，同時氣滯血淤通常在大雪這季節最容易同時存在，通常是先氣滯後缺血，容易形成瘀傷。

血瘀怎麼看：把嘴巴打開，舌頂上顎，看舌底青黑色的靜脈有多麼粗大或是分岔。靜脈血管又粗又分岔，代表血管內與經絡之間有大量的瘀血堆積，如靜脈管怒張，有心腦血管疾病就要特別注意。

當瘀血累積到一定程度，血液因運行受阻，瘀積在心臟附近就會形成心肌梗塞，瘀積在腦部附近就形成中風，肝主疏泄而藏血，在節氣轉換時可活化頸椎以疏肝理氣並調節氣血運行。

在「大雪」來臨時，直接燒一壺 500 cc 的艾草醋，透過鼻腔燻蒸，用力吸氣，頭部保持「虛領頂勁」，意念守在百會。因大雪天候比較乾燥，身體需要濕度滋潤，在 15 天當中用艾草醋燻蒸，就不容易產生咳嗽感冒。

第一頸椎保護陽氣，
一起這樣做

一起操作「第一頸椎保護陽氣」：

保護陽氣先用我們的雙手相互搓熱，然後開始搓「命門穴」，搓腰部通氣血補命門，效果非常好。大雪養生，要先調動督脈的命門火，「命門穴」在肚臍相對的腰椎棘突上，第二、三腰椎間經常推一推，每天可以操作 3 回，每次 3 到 5 分鐘明顯感覺身體熱起來，改善頭部不適症狀。能把握大雪時節照顧好第一頸椎，冬天就比較不容易受到外面的風寒入侵。

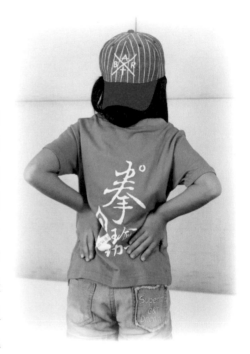

小叮嚀：第一頸椎不能艾灸，容易熱過頭造成腦部不適。只要把頸椎溫熱，用吹風機吹一下是可以的。無論冬夏都要給自己的頸椎舒適的溫度，也可隨時準備一條圍巾以保護好頸椎。

第一頸椎，食氣第一方「桂圓飲」

桂圓：性味甘溫，含有蔗糖、蛋白質、脂肪和維生素 A、B 及豐富的葡萄糖、多種礦物質等，因為含有大量有益人體的微量元素以及容易被人體直接吸收的葡萄糖，營養價值很高是重要的滋養調補的食品。可改善失眠、健忘、抑制子宮肌瘤，對於體寒、貧血、年老體衰還有勞心的人，可行溫補恢復體力、消除疲勞。

製作「桂圓飲」：

桂圓飲配方：桂圓 25g，黑豆 25g，黑芝麻 25g，腰果 5g，核桃 5g，去籽紅棗 10g，鹽 3g。準備好豆漿機將所有食材放入豆漿機內，並在豆漿機內加入水約 1300 cc 熬煮，即可飲用。（使用豆漿機應以量杯為主，可按比例加滿一整杯，鹽在熬煮後再加入即可）

第一頸椎矯正，從「命門穴」開始啟動陽氣，同時要預防淤血，而淤血的預防就需要養肝補腎。寒冷季節要補肝腎，需要果仁、腰果、核桃、黑豆或黑芝麻等，黑色和紅色的食物皆有補血功效。黑豆入腎有助於藏精納氣，黑芝麻除了入肝、腎之外還可以補血明目，血的根本也在於腎。

小叮嚀：鹽是入腎經的，要將食物作用引入可使用三七鹽。如黑芝麻醬也必須加鹽，加鹽入腎、清熱解毒、滋腎通便。

【大雪處方】

在大雪來臨時，要多喝水補充水分，晚上睡覺衣服不要穿太厚，但是太薄也不行。注意保暖「早點睡，睡晚點」不要太早起床，對健康比較好。寒風多從頸部而來，經常戴上大能圍巾或用「大能筋膜液」搓搓頸部。寒氣會從腳部上來，穿個厚襪子是很好的。

不要常喝寒涼的綠茶，改喝紅茶或是紅鳳茶、普洱茶。白蘿蔔消脂降氣、順氣化痰，對經常咳嗽的人應該多食用。稍微汆燙一下，再用老醋泡製，最好是艾草醋幫助穩定血壓、軟化血管。

06

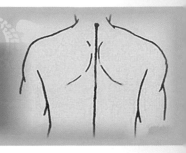

「小雪」矯正第二頸椎，
食氣第二方「五行粥」

　　五官是人體的重要器官，與身體的五臟息息相關。如果五官感覺不舒服，那麼五臟也正逐步的發生功能衰弱從而產生疾病。眼睛經常乾澀、眼花是肝功能衰弱，耳朵嗡嗡作響是腎功能衰退，經常咳嗽是肺臟功能問題，碰到冷空氣就容易感冒，曬太陽保護頸椎非常重要。

第二頸椎「小雪」
每年11月22日前後（2019年小雪時間是 11月22日晚上10點58分）

　　第二頸椎對應「小雪」時節，椎動脈連動最密切的是第一、第二節頸椎。第二頸椎是脊椎的最上端，因第一頸椎觸摸不到，沿著椎體往上碰到的最高點就是第二頸椎稱樞椎，有齒狀突做為樞軸旋轉之意。

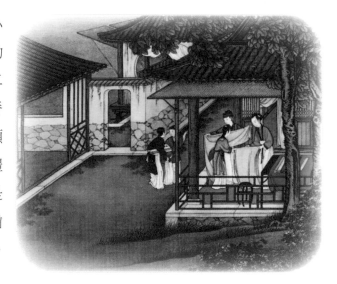

第一頸椎與第二頸椎共同構成寰樞關節。由寰枕關節和寰樞關節構成聯合關節。特殊之處就是齒狀突，由寰椎兩側塊之間的橫韌帶限制其向後運動，有利於頭頸繞齒狀突的旋轉活動，活動角度、幅度最大、最複雜的是其他椎體無法相比的。身體上神經線路須經過第二頸椎與腦部連結，雖然椎體最小、最不穩固但是最靈活，所影響的神經路線是最複雜、最多的，也是人體最複雜的關節。

第二頸椎壓迫神經，容易出現頭暈、眼睛不舒服，眼睛退化、老花眼，時間久了就會有中風問題。早期會出現四肢末稍冰冷、頸椎疼痛或是顏面神經疼痛，三叉神經疼痛和暈眩等現象。

小叮嚀：肩胛區延伸到頸部有緊繃感，偶爾會產生肩膀痠痛，就是第二頸椎所引發的相關問題。要正確的加強頸部肌肉的鍛鍊，運用肩部和上肢的運動來帶動頸部肌肉，以保護頸椎。

矯正第二頸椎，一起這樣做

一起操作「矯正第二頸椎」：

步驟 1：第二腰椎旁開 1.5 吋的「腎俞穴」，幫助腎氣往上灌。第二腰椎正是對應著第二頸椎，如果腎有寒濕會導致第二頸椎寒涼，頸部就會有緊繃感。

步驟 2：腹部的「關元穴」要隨時保持溫暖，後方「腎俞穴」要打打氣，溫熱前方「關元穴」，最好的方法是用灸療給予能量。

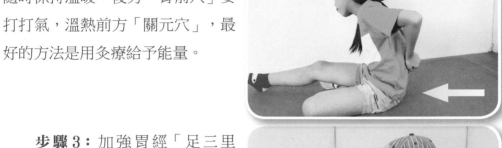

步驟 3：加強胃經「足三里穴」，舒緩頸部緊繃，解除經絡往下的拉扯。

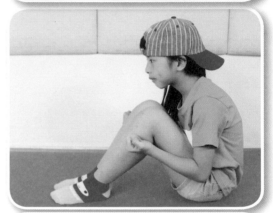

步驟 4：頸部血液循環加速，以腎經原穴「太谿穴」為主，這穴位可以調動生命的原動力往上走，讓頸部比較輕鬆。操作上搭配「光能精油」處理，效果倍增。

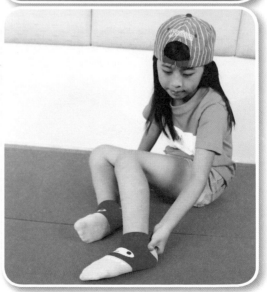

第二頸椎，食氣第二方「五行粥」

在寒氣逼人的小雪季節，吃什麼可以調養身體，讓頭痛也獲得改善。推薦食氣第二方：「五行粥」。既可健脾、補腎、益肺、保肝並且強心。可以當作早餐或是餐前的熱飲來食用。

製作「五行粥」：

食材準備：黃豆、紅豆、黑豆、米豆（白豆）、綠豆各 15g。怕冷的人可以增加補腎的黑豆，還有帶皮花生 20g，三七鹽 3g，水約 1300 cc。

製作方法：五種豆子泡水約 60 分鐘後洗淨，與熟的花生加水，直接放入破壁的豆漿機裡。用熱食的乾 / 濕豆模式熬煮，約 20 分鐘後三七鹽加入就可享用。（使用豆漿機應以量杯為主，可按比例加滿一整杯）

紅豆：補心經。補血、利尿、消腫、健胃生津、促進心臟血管的活化。常吃紅豆可以改善怕冷、低血壓、容易疲倦等現象。

綠豆：補肝經。清熱解毒、止渴健胃、利水消腫。綠豆中含有的球蛋白和多醣，可以降低對膽固醇的吸收，對生理代謝具促進作用。

黃豆：補脾經。黃豆被稱為植物中的牛奶，其豐富的蛋白質和脂肪容易被人體消化吸收、具有抗氧化抑制腫瘤細胞生長、提升免疫力、增加神經機能和活力。

米豆（白豆）：補肺經。補五臟、緩腸胃，米豆脂肪含量少，其所含的維生素 A 與鉀可以預防貧血、潤膚還能維持血壓正常，增進神經傳達功能。

黑豆：補腎經。黑豆含有豐富的維生素、蛋黃素、黑色素及卵磷脂等物質具有營養保健作用，豐富的微量元素能抗氧化、延緩老化，不飽和脂肪酸能促進膽固醇的代謝、降血脂、預防心血管疾病，纖維質含量高可以促進腸胃蠕動、預防便祕還有解毒的功效。

傳統飲食講究「五穀宜為養，失豆則不良」意思是五穀是有營養的，但沒有豆子會失去平衡。五種顏色的豆子搭配帶皮的花生，讓臟腑有能量帶動到身體四肢，同時用三七鹽增加血管滲透，幫助運行到腦部。美味的「五行粥」飲用後，不僅能增加免疫功能還可遠離疾病的困擾。

冬季飲食應遵循「養陰潤肺」的原則，在小雪的季節特別提出一道食療，可用新鮮的活魚、蓮藕與黑豆燉煮，能滋補氣血又有補腎滋陰的效果。這季節的溫度會逐漸降低，多喝湯類還要多吃黑豆、黑米和黑木耳，補養腎氣抵抗寒冷而且能潤肺生津，有很好的保健功能。

【小雪處方】

　　小雪節氣要順應季節變化，夜晚時間長，白天時間短，人們心情容易受到影響。保持清心寡慾，調節心情舒暢、心態健康，身心健康可以有效的增強抗病能力。注意身體防寒保暖，在頸椎處使用「光能精油」搓一搓，可以幫助改善肩膀痠痛。把眉毛、臉頰與下巴到嘴角也搓一搓祛除寒氣，同時搓一搓足部八邪、手部八風以提高禦寒能力。

　　小雪時節可盡量早睡晚起，以保持充足的睡眠時間。防寒保暖要恰如其分，穿過多產生內熱臟腑上火，身體反而容易生病。要適度的運動，提升陽氣使寒邪不易入侵，建議晚上可以泡泡腳，冬天常曬太陽可保養頸椎、調神靜心。

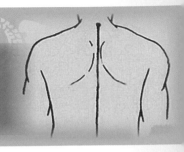

07

「立冬」矯正第三頸椎，食氣第三方「睡補粥」

萬病之源起於頸椎，如果保護不好頸椎，身體就會容易生病，脖子健康身心安。當第三頸椎肌肉持續處於緊繃狀態時，容易產生視力減退、頭昏頭痛、脖頸僵硬疼痛、吞嚥不順暢等，所以要保護好頸椎這條生命線。

第三頸椎「立冬」
每年 11 月 8 日前後（2019 年立冬時間是 11 月 8 日淩晨 01 點 24 分）

第三節頸椎關節比較特別。由於第一頸椎與第二頸椎是一體的，而第三到第七是連動的，簡單的說，頭部左右的擺動是第二與第三頸椎之間，上下的擺動是第三到第七頸椎，因此第三頸椎是承上啟下的關鍵。第三頸椎與鼻、眼相連的同時，如椎體錯位，相連肌肉群僵硬、肌肉勞損，就容易出現神經痛、頭昏、眼睛疲勞、咽喉有異物感、甲狀腺功能紊亂、高血壓等。

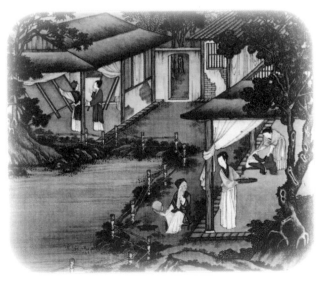

頸椎錯位後會形成手臂麻到末梢、手舉不起來、手肘到手腕不靈活也是，都是第三頸椎所管轄。《道德經》有言：「道生一，一生二，二生三，三生萬物。」換句話說，有了三之後就形成了一切，一切也從三開始發生改變。當我們經常感到頸肩僵硬，立冬時趕緊節氣調養吧！

冬季開始養氣，就是睡懶覺

立冬、立春、立夏、立秋合稱為四立。在「立冬」這一天，說明冬天正式來了秋天已結束。各地羊肉爐、薑母鴨的店家都非常火旺，許多人都會選擇當天「冬令進補」。每家餐廳高朋滿座，家家戶戶進補也燉麻油雞、十全大補雞等補充能量，立冬補冬的習俗就從這一天開始。

冬季開始後萬物就要收藏規避寒冷，立冬就是每一年養護身體的開始，就要懂「養」，養什麼？養氣。而養氣之前要稍微藏氣，也就是藏陽，養也可以說是養陽，「補腎藏精」要養精蓄銳，養精蓄銳就是盡量睡懶覺，盡量睡足。冬代表結束了秋，進入到這季節陽氣要潛藏，陰氣是旺盛的需要好好冬眠，到明年的春天才可以生機蓬勃。養氣就是養陽，要早睡、睡好。多睡是什麼概念，起床時間絕對要超過六點四十五分，晚上當然早睡，早睡就養陽氣，多睡就可以滋陰。

立冬為什麼要養、要藏，就是要預防疾病、避免流感。當人的血壓異常時，可能是陽氣不足容易中風，容易得到肺炎、支氣管炎、肺部感染等，請記得這季節是要讓身體盡量的休息，「早睡晚起」就是養陽氣代表性

簡單的方法。

食補是為了養精蓄銳，而睡個好覺就好像吃了大補品一樣，可獲得健康。睡覺是落實一陰一陽的概念，睡得好白天的陽氣就更好，陰代表睡、陽代表動，能睡才能動就叫道，也是養生的基本境界。一夜的好眠精神百倍，如果徹夜難眠就全身痛苦了。

小叮嚀：早上起床時不要馬上下床，應該原地就坐。兩手掌心朝上推，頭轉於左側，再慢慢回來，再轉向右，再慢慢回正。將身體的氣血往上調動，臉色容易變成紅潤、好氣色。接著活動口腔，上下扣齒，把產生的唾液、津液吞到丹田。最後雙手搓熱，開始把臉部、身體搓一搓，讓自己把胸口累積的濁氣釋放。為什麼雙手要朝上？當雙手舉起來朝上時，頸椎第三節的負擔就會降到最低。

第三頸椎灸命門穴，一起這樣做

在立冬裡，要特別效法唐朝醫藥家孫思邈所表達的觀點，認為在冬天節氣不要太早出門，也不要深夜晚歸容易受到風寒，盡可能日出後陽光旺盛才出門，強調要注意後背的保暖。頭部也要溫暖可戴帽子陽氣不會散發掉，經常搓搓後背，多用熱水泡腳可以起到補腎的作用。

一起操作「第三頸椎灸命門穴」：

愛灸俱樂部。立冬灸「命門穴」，冬天非常好用，想要溫補就是灸，

灸就是火攻而不是熱攻，只要有點火的就可以提升陽氣，沒有火就沒有陽氣，如同常聽到的命門火。

「命門穴」和「神闕穴」，以肚臍為標準圍繞腰部做一個圓圈，在背後正中線的交點就是「命門穴」。灸「命門穴」40分鐘，可以調節督脈促進腰部血液循環，加快炎症產物的排泄，促進損傷神經的修復，延遲人體衰老，能快速消除人體疲勞。

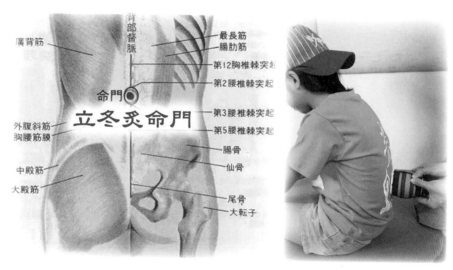

小叮嚀：「命門穴」屬督脈位於腰，腰為腎之府。且督脈起於胞中，貫穿脊椎屬腎。灸「命門穴」可以強腎固本、溫腎壯陽、強腰膝固腎氣、延緩衰老。

第三頸椎，食氣第三方「睡補粥」

除了補腎之外，立冬的食補還要重視能否幫助睡眠，推薦「睡補粥」。

製作「睡補粥」：

　　食材準備：小米 50g，核桃 10g，燕麥 30g，去籽紅棗大顆約 3 顆，小顆約 6 顆，杏仁 5 顆，水約 1300 cc。

　　製作方法：準備豆漿機一台熬煮。全家人一起飲用「睡補粥」，帶來一整天的溫暖與美好。（使用豆漿機，食材應以量杯為主，比例加滿一整杯）

　　小米：小米熬粥營養價值豐富有「代參湯」的美稱。小米性質是鹼性的，所以熬煮時不需加太多鹽或不用鹽。小米豐富的色氨酸可以抑制神經的興奮，安定身體的煩躁有調節睡眠的作用。具有防治消化不良、滋陰養血的功效。

　　核桃：核桃是難得的一種高脂肪性物質的補養品，核桃仁富含的油脂有利潤澤肌膚，保持人體活力，還有抑制腫瘤、淨化血液、防止動脈硬化、降低膽固醇提升白血球和保護肝臟的作用，核桃仁中含有較多蛋白質和人體必需的不飽和脂肪酸，能滋養腦細胞和增強腦功能。

　　燕麥：燕麥富含膳食纖維、熱量低、升糖指數低，是睡前最好的安眠補品。可以預防心腦血管疾病、降血糖、改善血液循環、預防便祕等功效。

　　紅棗：紅棗維生素 C 的含量在水果中名列前茅，有「天然維生素丸」

之美稱。紅棗能提高人體免疫力，可以益氣、安神、補血、健脾胃，對體虛的人有良好的滋補作用。

杏仁：杏仁分為甜杏仁和苦杏仁，主要含有蛋白質、脂肪、糖、微量苦杏仁苷，有降氣止咳平喘、潤腸通便、抗炎鎮痛、抗腫瘤等作用，杏仁油具有軟化皮膚和美容的功效。

小叮嚀：立冬正是白色食物的季節，大白菜富含胡蘿蔔素、維生素B_1、維生素B_2、維生素 C、粗纖維等，小白菜則是蔬菜中含礦物質和維生素最豐富的菜。白菜、豆腐健康養生，加上白蘿蔔更好。白蘿蔔中的膳食纖維含量非常高。可以整腸健胃、潤肺止咳又可以解消化不良，白蘿蔔性偏寒，料理時可加入薑片中和。

【立冬處方】

立冬時節不要吃太鹹。吃太鹹就會造成腎不能避藏，不能避藏就會讓陽氣耗損，吃點苦降火，帶點苦的東西容易讓陽氣增加，適當吃點苦是不錯的。將米炒一炒，炒到有點苦，最後再加老薑粉下去泡茶，補腎茶就完成了，加點鹽就非常容易袪寒。用鹽巴漱口，把耳朵搓一搓補腎，「太陽穴」推一推皆可以預防感冒。

這季節要學會恬淡虛無、慾望少，精神、精氣要內斂，要學會「藏」，戴起「大能圍巾」把脖子藏起來，頸椎溫暖可安定情緒。

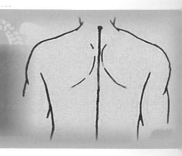

08

「霜降」矯正第四頸椎，
食氣第四方「化痰粥」

　　霜降日夜溫差大，此時體質弱或慢性疾病的人容易因而感冒，由於
人體血管受到寒冷刺激後會出現相應收縮，使血壓升高。要預防疾病的發
生保暖成為關鍵。這期間也是慢性胃炎和十二指腸潰瘍病復發的高峰期，
切記不要暴飲暴食和酒醉。

第四頸椎「霜降」
每年10月24日前後（2019年霜降時間是 10月24日淩晨01點19分）

　　人體有七節頸椎，頸
部往前一吋，頸椎受力就
是二點六倍，越往前彎受
力就越大，易造成肩頸痛
脖子僵硬，最後形成壓迫
神經的骨刺。許多人長期
低頭使用電腦、手機。年
輕人長期滑手機，天天躺
床上玩 2 小時以上，長時
間低頭姿勢不良，導致頸

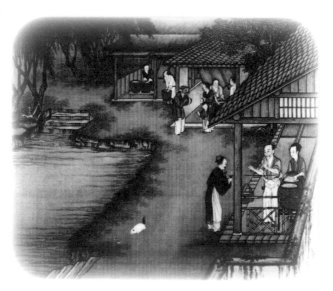

椎彎曲狹窄變形壓迫到神經，退化情況會像年長者的脊椎喔！

　　只要是關於肩膀的痠痛或是肩頸痛，就是第四、五、六節頸椎有受到壓迫，長時間的低頭，加上時節進入到霜降，氣溫變低，問題就更嚴重了。通常頸部圍條圍巾會比較好，甚至在低頭時圍巾還可以稍微頂回去一些，這樣第四頸椎就比較不會形成頸部肌肉的僵化。

　　當頭部過度向前，脊椎是一節一節的來分擔頭部的重量，固定姿勢久了後，第四頸椎沒有功能可以保護。習慣性用力量往上拉伸脖子，聽到「卡、卡」的聲音才放鬆過癮，似乎脖子舒服了，但會形成關節腔囊內的負壓，不斷發生喀喀聲音，過度轉動、扭動頸椎，椎體會一直磨損，磨損對骨骼和關節刺激過頭，頸部肌群會纖維化，周邊筋膜、骨膜、神經血管，會造成頸椎動脈內膜受傷，形成血管栓塞。建議不要用這種方式來調整頸椎。

　　小叮嚀：要加強頸椎肌肉的鍛鍊，是預防頸椎病的重要措施。頸椎肌肉、韌帶對頸椎有著固定和保護的作用。不當的頸部轉動反而加劇頸椎的勞損，正確的方法是肩膀和頸椎同時的運動來帶動頸部的肌肉放鬆。

第四頸椎輕鬆歸位法，一起這樣做

　　頸部不要 360 度大幅度旋轉，頸椎不當的牽引或過度的轉體會造成頸椎受傷。若過度往後拉會壓迫頸椎動脈，造成視力下降、發聲無力，甚至

頭昏眼花。

一起操作「第四頸椎輕鬆歸位法」：

　　將小顆矯正氣球放在頸部，收下巴，頸椎拉直後，再用兩顆大球在後面滾動，在滾動過程繼續延伸頸椎，把肩膀不斷地往上帶，夾到兩顆球定好位置。頭部擺正，緩緩擠壓氣球，用下巴壓住球，擠壓著脖子和胸骨，頭部擺正再輕輕移動下巴，向左邊45度角，中軸線擺正，動下巴，再回正，再往右邊45度角。如此操作可以把脫位的頸椎慢慢歸位。

　　步驟1：為了讓身體保持穩固，將頭部擺正背部貼在牆面上，立起雙膝。

　　步驟2：用下巴壓住球。一邊吐氣，一邊緩緩數到5秒，移動下巴，向左邊45度角，中軸線不動永遠擺正用力擠壓。保持20秒後，緩緩放開力道休息10秒，一天進行4回。

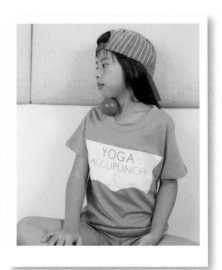

　　要訣：頸項前有了一顆球頂住，頸椎歸位後會很輕鬆，解除不舒服感。操作完後可做兩肩的甩手運動放鬆。在霜降時節，一起跟著我們這樣做。

第四頸椎，食氣第四方「化痰粥」

進入到秋天最後節氣「霜降」，即將過渡到冬季，在亞熱帶海島型氣候的臺灣，雖然氣溫不可能低到會結霜，但是很多的草木會開始凋零。「霜降」重視呼吸保養，就是預防感冒，開始進入流行性感冒、肺炎的好發期，需要特別重視喝水和補充維生素 B 群豐富的穀類，進而促進新陳代謝，提供神經細胞多一些營養成分。身體保持溫暖後就可提升免疫力增加抗體。

製作「化痰粥」：

食材準備：水梨 1/2 顆，二十二穀米 50g，杏仁粉 10g，核桃 10g，老薑 10g，松子仁 10g，三七鹽 3 g，水約 1300cc。

製作方法：準備豆漿機熬煮或使用大能陶鍋熬煮皆可。（使用豆漿機，食材應以量杯為主，比例加滿一整杯）

小叮嚀：「化痰粥」對肺熱、咳嗽、痰重的人效果很好。杏仁粉可以潤腸通便、滋潤皮膚。煮過後的水梨特別好，把籽拿掉才能達到治療咳嗽的效果。化痰需要用二十二穀米輔助，補脾胃後才有能力把痰化開。松子仁調整咳嗽、化濕。用腦過度的人就要用到核桃，強筋健骨也需要核桃。年紀大脾胃弱者可再加 10g 糯米補中益氣。身體偏寒的人加入薑可以調節體溫。如果有栗子可加入，栗子養脾胃又補腎、止咳化痰而且活血。

【霜降處方】

四季「五補」：1. 春天要升補。2. 夏天要清補。3. 長夏要淡補。4. 秋天則要平補。5. 冬天就溫補。

到了「霜降」氣溫感覺有點小冷，很多人的嘴唇開始慢慢乾裂，頸椎處在緊繃狀態，氣血開始凝結，就像水露凝結成霜。食補盡量食用平補食材，如甘蔗汁、胡蘿蔔、白蘿蔔、水梨或是黑芝麻、白芝麻、野生蜂蜜、紅冰糖等。

小叮嚀： 睡「桑黃枕」能預防第四頸椎壓迫，可以清熱安神、促進睡眠。生活作息盡量不要過度低頭，時間不宜超過 30 分鐘。改變生活方式，低頭時間過長，活動時不是抬頭轉動，而是同時把肩膀帶動上來，只有帶動肩膀活動才可支撐頸椎緩解緊繃。如果有矯正氣球，自我矯正當然更好。

09

「寒露」矯正第五頸椎，食氣第五方「美膚粥」

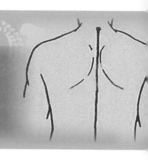

　　長期的低頭伏案工作，形成頸椎的壓力過大，在第五頸椎易有代償性的骨刺增生。適當的運動鍛鍊是預防骨質增生的好方法。因為關節軟骨的營養素來自於關節液，而關節液只有靠擠壓，才能進入軟骨促進軟骨的新陳代謝。建議操作「拉振毛巾操」，能消除頸椎疲勞，並舒緩疼痛及僵硬。不妨在用完3C產品後試試看吧！

第五頸椎「寒露」
每年10月8日前後（2019年寒露時間是 10月8日晚上10點05分）

　　第五頸椎位置在人仰頭時後頸凹陷最深的凹陷處，人低頭時頸部後面最突出的是第七頸椎，往上兩節就是第五頸椎。「寒露」來臨，氣候由涼開始變成寒，溫度開

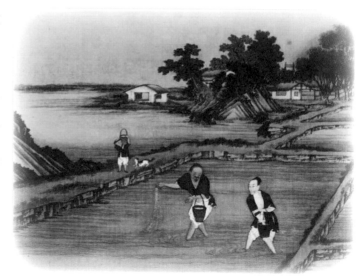

始轉折。氣候連動了第五頸椎，影響喉嚨、氣管，手臂痠痛到手腕痛。千萬不要用力扭轉第五頸椎發出聲響，椎體像積木一樣，如果摩擦刺激過度，頸椎容易勞損老化。

第五頸椎拉脖子毛巾操，一起這樣做

　　在第五頸椎有代償性的骨刺增生，退行性變化是許多人體衰老的必然結果。但現在不同年齡、職業的人因不良姿勢造成骨關節及椎體長期承受壓力，這條掌管血液進到腦部的血管若受到擠壓，自然會影響腦部血液的供應，頓時會感到頭昏眼花進而產生骨刺。

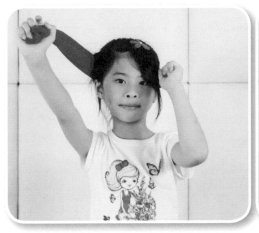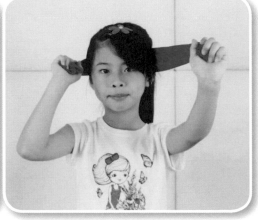

　　整治的方法：用一條毛巾拉筋按摩疏通，同時調整到筋骨、神經、免疫等系統。將毛巾繞過耳後，毛巾往前拉，繞過耳後枕骨，兩隻手往前緩緩拉動，此外拉毛巾振動後頸，促進腦部血液循環，張開的肩胛骨，讓筋骨肌肉回復到正確的位置，並舒緩疼痛及僵硬。此外胸部也會舒展開來，呼吸變深疲勞消除，新鮮的空氣讓心情和腦部含氧量增加而煥然一新。

一起操作「第五頸椎拉脖子毛巾操」：

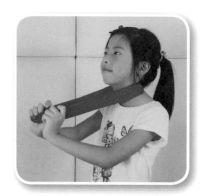

　　步驟 1：毛巾掛在頸椎後，
雙手各抓住毛巾一端。深呼吸 5
次，吐氣時肩胛骨與鎖骨向下。

　　步驟 2：張開的
肩胛骨，雙手把毛
巾往下拉 20 下，一
邊低頭吸氣，一邊
將兩肘抬高至耳朵
兩側。

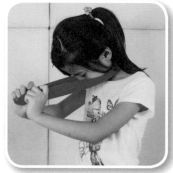

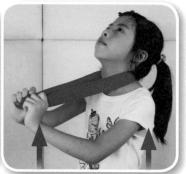

　　步驟 3：左右手力道要相等。
拉住振動毛巾的力量不宜過大，吐
氣，肩胛骨菱形肌收縮，將兩肘放
在與肩膀平行的高度。

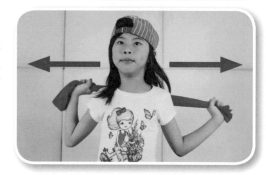

　　小叮嚀：早晚各做 1 次可以安定頸椎神經。頸椎神經肌肉和體寒密切
相關，讓頸椎保持溫暖。 除了鍛鍊頸椎肌肉外，多做毛巾操伸展增加身
體柔軟度也很重要。

第五頸椎，食氣第五方「美膚粥」

寒露時節氣溫越來越低，身體會因為環境溫差大容易產生皮膚乾燥。秋天燥氣入侵肺，容易因燥邪傷陰，而出現各種陰虛燥熱的症狀，如鼻咽乾燥、口渴口乾、皮膚乾燥等，可飲用「美膚粥」來潤肺、滋養皮膚。

製作「美膚粥」：

食材準備：蓮子 50g，乾白木耳 30g，薏仁 100g，蜂蜜 15g，水約 2000cc（可調整水量）

製作方法：1. 把白木耳泡水軟化，去掉蒂頭（深黃色）撕成碎片，滾水燙一下，取出備用。2. 乾蓮子，泡溫熱水，切記不可泡冷水。生蓮子洗淨即可。3. 在陶鍋中放入水，同時放入蓮子和白木耳、薏仁，煮滾後再慢火熬燉 30 分鐘。4. 食用前可以添加適度的蜂蜜或是紅冰糖。氣溫低時加點蜂蜜微甜滋補，讓皮膚保持調和作用特別有效。

蓮子：乃脾之果。補心腎、益經血，可養心安神、明目、收斂血液。蓮子芯所含生物鹼具有顯著的強心作用、能清心火、有降血壓的作用。蓮子中所含的棉子糖是老少皆宜的滋補品。

白木耳：又稱銀耳。屬真菌類，有「菌中之冠」的美稱。有補脾開胃、益氣清腸、滋陰潤肺的作用，能增強人體抗腫瘤的免疫能力。銀耳富有天然植物性膠質，具有滋陰的作用，是可以長期服用的良好潤膚食品。

薏仁：營養價值和藥用價值很高，被譽為世界禾本科植物之王。薏仁入藥有健脾、利尿、清熱、鎮咳之效。具有清熱解毒、祛痘美白、強筋骨、祛風濕、消水腫的效果。在古代將其列為宮廷膳食之一。

小叮嚀：皮膚有濕疹濕熱，可加綠豆清熱解毒。皮膚黯沉沒有亮度，離不開白木耳、蓮子、薏仁三種元素。多食用「美膚粥」可以改善視力下降、消水腫、潤膚美白、增強免疫能力。

【寒露處方】

從白露到寒露，先白後寒，白傷肺最後傷到深層的肺，就如同從氣管傷到支氣管。天氣越來越冷，天冷時就需要用到灸療除濕散寒，關鍵的灸療點是「大椎穴」，提升陽氣保護體表，使毛孔收縮預防感冒。另外「天突穴」在鎖骨的凹陷中央點，「天突穴」在胸腔最上面，相當於肺與天氣相通的通道故通利肺氣。

寒露節氣氣候由熱轉寒，萬物隨寒氣增長，在自然界中陽氣漸退，陰氣漸生，「秋冬養陰」以確保人體與自然的和諧。皮膚乾燥多補充「美膚粥」，多鍛鍊「毛巾操」再灸療相關穴位，相信一定可以讓讀者在秋冬季節「養陰」，調節陽氣越來越健康。

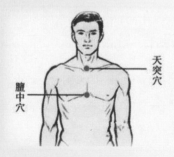
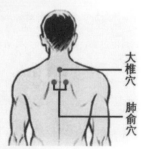

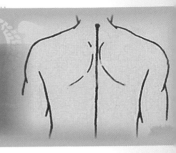

10

「秋分」矯正第六頸椎，食氣第六方「補水飲」

正確的睡覺姿勢有助睡眠，有利循環的睡姿是身體向右側臥，微彎曲雙腿。這樣心臟處於高位不受壓迫，肝臟處於低位供血較好，有利於新陳代謝，胃內食物藉重力作用，朝十二指腸推進，可促進消化吸收。同時全身處於放鬆狀態，呼吸均勻，心跳減慢，大腦、心、肺、胃腸、肌肉、骨骼得到充分的休息和氧氣供給。

第六頸椎「秋分」
每年 9 月 23 日前後（2019 年秋分時間是 9 月 23 日下午 3 點 50 分）

第五、六節頸椎是支撐頭部、協助腦部供血的作用。比較容易出問題的是第四、五、六節頸椎，這三節頸椎都屬於下頸椎，下頸椎在人抬頭低頭、扭轉頸部的過程中承擔著主要的運轉作用，本身承受的壓力大，如果頸

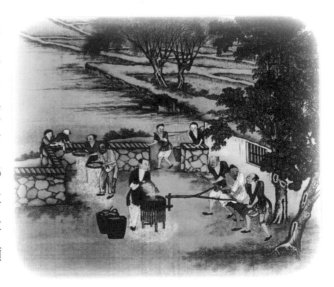

部長時間保持一個姿勢，壓力過於集中，頸椎過於疲勞，就會導致退行性改變，這就是頸椎病的重要前兆。

我們平日的生活習慣長期處於下顎上揚的狀態，枕下肌群和胸鎖乳突肌就易僵化，頸椎後方就會誘發凸出的贅肉。除了生活中下巴不要不斷往上抬或是慣性低頭，長時間沒有辦法回到正確的位置，都會導致經常性的脖子痠痛或是甲狀腺異常。

第六頸椎壓迫反射會引發眼睛失焦、疲勞，甚至自律神經失調的症狀。從身體的局部勞損來看，長期低頭文書處理，造成第六頸椎到第七頸椎，甚至到第一胸椎的肌肉韌帶群會特別僵硬。長期僵化後，第六頸椎逐漸擠壓，導致椎體開始向後凸，而形成「水牛背」。

第六頸椎會出現一些症候群，甲狀腺亢進或是低下、手腕痛、大拇指痠、麻以及五十肩、上手臂的不舒服。年紀越大的水牛背就越來越高，容易引發胸悶、心悸、手麻，可利用秋分時節矯正第六頸椎。因此後頸部經常保持挺直，才能避免後肩背凸出的發生。

第六頸椎拉開水牛背，一起這樣做

　　睡覺時脊椎受壓、椎體變緊，形成第六頸椎長期壓迫，讓腦部缺氧呼吸越來越短促、情緒不穩定。最好的改善方法在操作上利用牆壁與床，就能把第六頸椎給矯正，做自然而然的伸懶腰，後腰背肌群鬆開，督脈、膽經、膀胱經便可放鬆了。

一起操作「第六頸椎拉開水牛背」：

　　步驟 1：背直接靠在牆壁面上，把後腦頂住牆壁面，收縮下巴。雙手上舉抱雙肘，左手抓右手肘，右手抓左手肘。

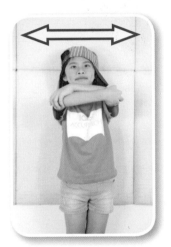
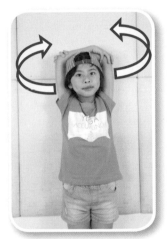

　　步驟 2：用手指推下巴往後做 30 次。收縮下巴，記住不要低頭，頭保持水平線，然後往後推。

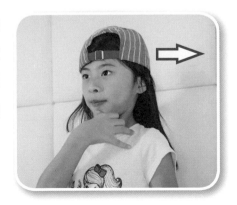

步驟 3：將雙手往上延伸，下巴朝天。雙手往上擺在頭部上方時，後腦髮際碰觸到床的床緣，利用五、六公斤的頭部重量，慢慢地延伸，自然而然就把脊椎往頭部後面拉開。停住 30 秒左右後再慢慢收下巴回來，反覆操作後頸部的突出點就會慢慢的消下去了。

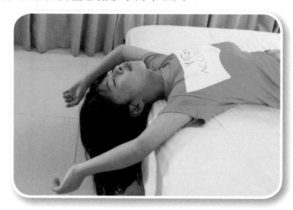

　　小叮嚀：不正確的睡姿會影響我們的脊椎，如俯睡會增加腰椎弧度，導致脊椎後方的小關節過度受壓和拉傷前方的韌帶軟組織，俯臥時頸部向側面扭轉才能使頭歪向一邊，這樣就容易造成頸椎受損。

第六頸椎，食氣第六方「補水飲」

　　在秋分節氣裡一場秋雨一場寒，秋分後氣溫下降、氣候乾燥，常使人感到乾燥不適，此時重要的就是補水。「補水飲」滋補清熱、潤喉去燥，會使人感覺清爽舒適，充滿活力。

製作「補水飲」：

　　食材準備：甘蔗汁 1500cc，枸杞 10g，銀耳 15g，葡萄 10 顆，檸檬 1 顆，

水梨半顆，蘋果半顆或一顆，香蕉半根或一根。

關鍵配方：甘蔗原汁。用大約 1500 cc 的甘蔗原汁，加上用果汁機打成汁的水梨、蘋果、香蕉、葡萄。檸檬取汁加入，銀耳、枸杞預先熬煮成膏狀後加入。經常飲用全身補血滋潤皮膚，嘴唇乾燥也可以獲得改善。

補水飲的禁忌是不喝冷的，甘蔗汁要微微加溫到 50 度左右，再加入其他材料打汁，打汁後是體溫的溫度 37 度左右。加熱後的甘蔗汁能益脾胃，甘蔗汁有助脾作用。冷飲對於胃寒的人建議不要食用過多。

甘蔗：補血之王，有補血果的美稱，也被稱為天然復脈湯。甘蔗中鐵含量特別高，當甘蔗的鐵元素進入血液後，可以有效幫助造血功能，還可以起到滋養潤燥的功效。具有清熱解毒、生津止渴、消化不良、高熱煩渴的作用。

枸杞：具有免疫調節、抗衰老、抗腫瘤、抗疲勞、調節血脂、降血糖、降血壓、保護生殖系統、提高視力、提高呼吸道抗病能力、美容養顏、滋潤肌膚、保護肝臟、增強造血功能等多種功效。枸杞做為滋養品食用時不宜過量，健康成人每天食用 15 ～ 20g 為宜。

小叮嚀：人類食物是多樣的，各種食物所含的營養成分不完全相同，均衡的飲食必須由多種食物組成，才能滿足我們各種營養的需要。建議平時廣泛的攝取多種食物，除了「節氣食療」也應以季節性食材為主，才可

以達到活力養生的目的。

【秋分處方】

　　秋高氣爽是鍛鍊的好季節，人體陰精陽氣正處在收斂內養的階段，運動量適度不宜過大，要防止出汗過多陽氣耗損。由於身體處於乾燥季節，請勿過度拍打經絡，室內活動就利用「牆＋床」，讓自己的頭部往下垂吊，操作時要練習收縮下顎，垂吊30秒，縮下顎也維持30秒，可以改善後背第六頸椎壓迫所形成的肩背贅肉。

　　身體處於缺水的季節，補水就從秋分開始，最好的食療「補水飲」，改善我們的睡眠品質、情緒與呼吸。精神調養最主要是保持樂觀積極的心態，多外出運動登高望遠，可使人心曠神怡，身心會很舒服而且暢快，精神也就會神清氣爽。保持良好的情緒能夠贏得別人的尊重，同時可以更加自信面對生活中的一切。

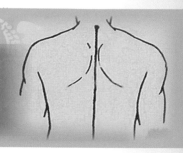

11

「白露」矯正第七頸椎，
食氣第七方「甜酒粥」

手麻問題的根源皆來自於頸椎。第六頸椎受到壓迫通常拇指、食指、中指三個手指會麻。食指與中指會麻是第七頸椎的神經根被壓迫。通常小指與無名指的麻是第七頸椎到第一胸椎受到壓迫。可透過嘴巴打開動作，舒緩第七頸椎的壓力，讓周邊的筋膜得到放鬆。

第七頸椎「白露」
每年9月8日前後 (2019年白露時間是 9月8日早上6點16分)

第七頸椎很長延伸到後方，其餘的結構和正常的頸椎是一樣的，因為它的棘突很長，末端不分叉而呈結節狀，隆突於皮下而被稱為隆椎。它與頸部的旋轉有密切連接，當我們低頭向下看時，會看到並觸摸到頸部最高突出的部位就是第七頸椎。

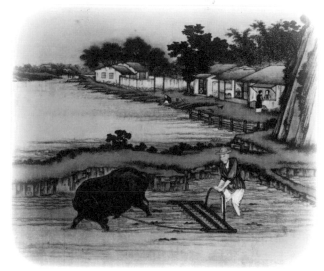

第七頸椎附近有非常多複雜的肌群。層層的撥開有豎脊肌群、頭夾肌、頸夾肌，連動到第三胸椎脊突的後鋸肌等。這邊有非常多的肌群，不同角度的菱形肌都在這裡匯集。脊椎連動上包含膀胱經、膽經、三焦經還有小腸經甚至大腸經。

　　人們的頭部重量大約是 4 ～ 5 公斤左右。當我們的頸部維持正中的姿勢，且視線往正前方時，頸椎受到的壓力和負擔最小。但是當我們的頭部往前 5 公分時，頸部負擔便會突然增加至 12 ～ 15 公斤之間的承受壓力，當我們低頭 60 度滑手機時，頸椎就需要承受 25 公斤左右的重量了。頸椎不時的承擔複雜繁重的動作，長久下來頸椎受到的壓迫超乎我們的想像。

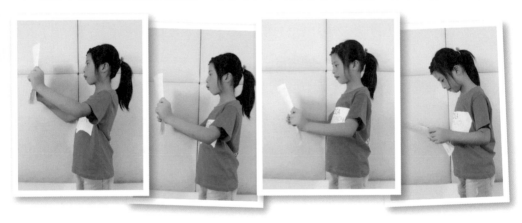

　　身體筋膜是非常重要的結締組織，在皮膚的正下方，一條一條遍布全身，形成一層薄膜。只要身體正確活動，就會變成柔軟放鬆，只要身體維持姿勢不變，超過 17 分鐘左右，它就會形成負電壓，肌群裡面的筋膜受到壓迫，就會形成糾結發生扭曲、變形與僵化，造成身體上不可逆的傷害。

手麻根源是頸椎，開嘴拉耳打勾 100 下！

人體第三節以上的頸椎負責簡單的點頭，有約 45 度左右旋轉，而其餘頸部運動，由第三節頸椎到第七節頸椎來負責運作，一旦第七頸椎被壓迫受累，可能會有甲狀腺炎、吞嚥困難、貧血或手臂外側痠麻、中指、無名指也會產生疼痛，這都是脊椎處失衡狀態。

通常頸部肌群、韌帶有拉傷，多是長時間處於不正確姿勢。椎體平衡的人，從身體側面看，耳朵、肩膀、髖關節在一條線上。如果經常低頭，就會造成第七頸椎到第一胸椎之間產生僵化，而形成小突起的龜殼。

當第七頸椎區長期處於僵化，會產生手指發麻、遲鈍，整隻手的握固能力下降。頸椎病會出現手麻，通常是椎體退化了，加上耳朵下方的頜骨往下壓迫，就會導致神經裡面的流動受到阻礙，同時椎管狹窄黏連而形成了常態性手麻。我們可以透過嘴巴打開動作，舒緩第七頸椎的壓力，讓周邊的筋膜得到放鬆。

我們透過「張嘴拉耳」來改善頸椎的緊繃。開張嘴巴，拉耳打勾 100 下！低頭嘴巴張開，把耳尖往上拉，再微微張口，牙齒不要閉上，再往上盡量拉耳朵。手慢慢往下移動到耳輪，嘴巴持續開張，頭部慢慢往上延伸，手沿著耳輪直到耳垂往下拉到底後放開。再回到耳尖反覆練習拉耳打勾 100 下，頸椎會獲得矯正與放鬆。

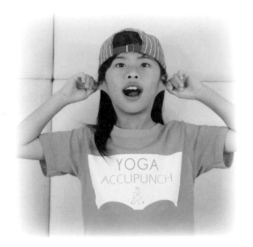 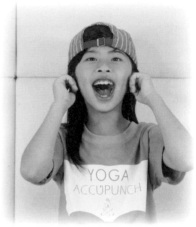

小叮嚀：多練習深呼吸，可以調動到豎脊肌，一節一節打開來幫助頸椎肌群支撐達到鬆弛的作用。

鍛鍊頸部肌肉群，一起這樣做

　　人體脊椎中活動度最高、彎曲度最大的一段就是第七頸椎。我們的頭部重量完全靠頸椎支撐，若過度使用頸椎，會使頸椎神經長時間受到壓迫，椎體與神經之間環環相扣互相影響，當椎體壓迫到神經或神經影響到椎體，都會造成身體的不適。所以要適度的鍛鍊頸部肌肉群，可以有效預防頸椎病。

一起操作「第七頸椎鍛鍊頸部肌肉群」：

　　步驟 1：把椅子靠住牆壁後坐下，頭與牆壁平行，手攀住牆往上延伸拉直、腳也勾上來，四肢延伸拉到最痠痛點，頭部靠著牆壁面貼著，支撐腹直肌、腹外、腹內斜肌，讓你的核心肌群能夠充分鍛鍊和加強。

步驟 2：將左手往上延伸，五指貼住牆壁，左腳延伸拉高，斜拉力增加肌群延展度，筋膜就能鬆開。支撐時間 2 至 5 分鐘，微微痠痛就可以放掉，反覆操作 2 至 3 回就可以。

要訣：交叉操作，也可同手單邊做。沒有往上延伸的那一隻手，也不要完全掉下來，腳也不要完全著地，避免身體偏移保持延展，重心是放在對角線，同手同腳延伸可達到頸椎筋膜平衡的鍛鍊。

在這季節最好把脖子保持端正。不要歪著脖子工作、講電話或是突然間轉頭，這些都會傷到第七頸椎。當頸部轉的太快或轉的過大都是有危險性易產生關節錯位，有關急性椎間盤突出多是扭力過當所致。

第七頸椎，食氣第七方「甜酒粥」

白露時節天氣轉涼，「熱鬧」即將結束，「冷靜」即將開始，得學會如何冷靜。在清晨時會有一些露珠，那是晚上天氣變涼所凝結而成的。代表氣溫、濕度都會下降，氣壓會稍微升高，人體會消耗很多的熱量。轉涼的過程，生理上也會慢慢形成疲倦，要適度的放鬆身體，開始重視自己的體力，快速消除疲勞。

疲勞消除的目的就是要保護大腦，不要讓大腦不斷地耗氧，需要適度地強化腦部的效率。秋季這時期兒童發育的速度最快，在秋天的季節盡量補充食用深海魚，可以加強腦部需要的營養強化智力，對兒童的成長發育

也有幫助。秋天開始乾燥，深海魚對皮膚的美容效果也很好，可以幫助身體補水。

製作「甜酒粥」：

　　甜酒粥配方：二十二穀米。（紅豆、糯米、紅扁豆、小米、薏仁、小薏仁、燕麥、燕麥片、高粱、綠豆、紫米、糙米、蓮子等），用乾淨的水浸泡約一個小時左右。濾出食材放在陶鍋中加入 1500cc 的水，大火將之煮滾再轉小火慢慢熬煮成粥，不時地攪動穀米以免沾黏在鍋底。

　　此時可以加進幾顆桂圓乾、紅棗下去提味，小火慢慢熬出桂圓的香氣，味道特別香濃誘人。慢火細熬成糜爛的美味粥品，口感豐富且富有層次感。熬粥完成後，隨個人口味的喜好添加進適量的黑糖或不加，再把甜酒釀放入一起攪拌就可以了。

　　甜酒粥要訣：甜酒釀對消化不良的人可以增加食慾。隨個人口味適量加入甜酒釀，可以達到很好的補充，也可加點米酒，米酒能量幫助身體「補陽」。

　　小叮嚀：用甜酒釀與米酒行陽氣，補充身體陽氣祛除體內寒涼，但是不能過量。這季節適當的喝點紅酒對人體也有幫助，加速身體運化、活化關節、減少脂肪的堆積與加速血液循環。

【白露處方】

　　白露天氣偏寒，寒涼之氣最容易聚集在小腹。可灸療寒涼小腹上肚臍處的「神闕穴」，這裡神經末梢非常密集，神經叢非常多敏感度較高。小腹是陰中之陰，是寒氣最愛聚集的地方，透過打氣溫補陽氣，改善四肢寒涼感。強調溫補陽氣，把腎氣帶動起來，護本培元的「關元穴」就很重要，若胃比較弱還可以調理「中脘穴」。在寒冷的節氣調節人體神經系統及內分泌活動，並可調整陰陽平衡，達到氣血流暢。

　　頭部是諸陽匯集，所有的陽經都會經過頭部，頭部可戴帽子保暖避免受寒，才不會引發風寒頭痛。當雙腿不夠溫暖時，身體就容易寒涼，腿部受到風寒就會引發感冒。而肚臍受到風寒會引發腸胃道到頸部的不適，所以做好保暖睡眠品質也會提升。白露季節後，晚餐可食用「甜酒粥」暖身。保持愉快好心情，平日笑口常開，可以增加肺活量，也可以讓胸肌伸展進而提升免疫機能。

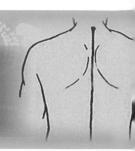

12

「處暑」矯正第一胸椎，
食氣第八方「蓮藕粥」

自然醫學離不開三種元素，1《氣療》宣印學派推廣的食氣課程。2經絡拳有很多的養生操與團練是《功療》。3回去門診做復健的課程為《手療》。氣療、功療、手療三個元素，離不開「打氣、拉筋、行氣」三個法則，現在就開始「矯正脊椎」復位法。

第一胸椎「處暑」
每年 8 月 23 日前後 (2019 年處暑時間是 8 月 23 日下午 6 點 01 分)

認識胸椎，上連頸椎、下連腰椎。胸椎有十二節，每一節胸椎都支撐著一對肋骨，當你彎腰或向後仰頭看時，胸椎會和頸椎配合運作。第一胸椎與心臟病、氣喘、胸痛、手腕痛、手臂的痠麻等有著密切關聯。

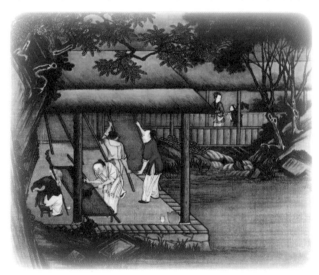

脊椎是人體中最重要的樞紐，為人體的中軸骨

骼，負責承載身體的重量，承擔負重、減震、保護和運動等功能。脊椎經過長年累月的伸展、收縮、牽拉等，導致變形、老化無法阻擋風、寒、暑、濕的侵襲就會影響身體健康。

「風者，百病之始也」，脊椎因風寒影響人體正常的血液循環與新陳代謝，所謂通則不痛，痛則不通，經絡不通就會引發各種疾病。如果脊椎外部肌力細胞活力增強、彈性增大，這樣外界的風、寒、暑、濕就很難進入體內，從而保持脊椎的健康運行，也就促進了人體的健康。

自然醫學三元素＝《氣療》＋《功療》＋《手療》

脊椎是人體支撐的力量，傳遞神經訊息，包含臟腑運作、養分輸送與新陳代謝。不能讓脊椎肌群神經受損、壓迫，否則身體各部位所需要的能量，就會不平衡而發生疾病。

宣院認為自然醫學離不開三元素，《氣療》是宣印學派推廣的《食氣課程》，核心就是氣療的概念。經絡拳有很多的養生操與團練，那就是《功療》。回去門診做復健的課程為《手療》，也就是

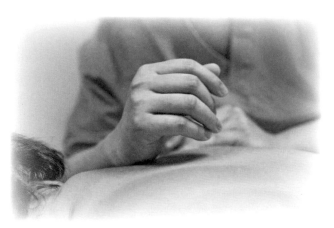

手要有能量，本身的基底要學到氣療也要學到功療，最後技術用於手療。氣療、功療、手療三個元素是非常密切的。

進入到《功療》的領域，不用背誦招術、穴位，就可以簡單的透過操作動力，啟動內在的自癒能力，來達到治療已經發生的疾病，還可以預防未來要發生的疾病。

刺激身體脊椎膀胱經重要穴位促進新陳代謝。離不開「打氣、拉筋、行氣」三個法則，現在就開始來感受一下「矯正脊椎」復位法。

當我們發現脊椎不舒服，請先評估一下。別急著找醫生、吃藥、打針，不妨自己先動一動、打一打認識自己身體的警訊。

第一胸椎打氣脊療，一起這樣做

一起操作「第一胸椎打氣脊療」：

兩腳與肩同寬，雙手握固，即拇指在內四指在外握拳，單手上舉過耳朵後往後甩，再換另一隻手操作。如同跑步時兩手在胸側的擺動，手過耳後甩，原本小跑步的擺動，變成了大跨步的甩手。先從左拳用力向右後方甩，盡量去碰到右肩與第一胸椎同高的位置，再換另一邊交替操作。

慢慢進階增加「爆發力」，用手肘帶動胸椎，「甩打」到後背，振盪大椎底下的第一胸椎，用手的勁道「啪」一聲，好玩又有趣，不用背誦穴

位，就能感覺到第一胸椎是否健康。

打氣不僅改善了彎腰駝背，讓肩背循環越來越好。督脈、膀胱經完全熱絡起來，對於正前方的胸腺、乳腺，還有偏橫膈膜的胰腺獲得循環。第一胸椎打開後，幫助心臟獲得紓解。心臟不舒服通常是脾、肝、腎與膀胱、胃、膽經出了問題。

小叮嚀：如有心絞痛、胸悶、咳嗽，可操作「打氣脊療」強化後背肌群，氣血充足陽氣飽滿。

第一胸椎，食氣第八方「蓮藕粥」

處暑季節最好的食物就是花生及蓮藕。處暑時節秋老虎來了，想要清涼退火就需要蓮藕。蓮藕粥好吃的祕訣，就要加入花生。食氣養生法則，男生離不開韭菜，女生離不開蓮藕，而男女老少都離不開花生。

蓮藕：具有清熱涼血、通便止瀉、健脾開胃、益血生肌、止血散瘀、生津潤燥等作用。蓮藕入脾養後天之氣，含有大量的單寧酸能收縮血管而止血不留瘀。富含鈣等微量元素、植物蛋白質、維生素以及豐富的澱粉，有明顯的補益氣血、增強人體免疫力的作用。

花生：長生果，是人類最需要最珍貴的白藜蘆醇，保留在花生衣膜。花生所含的兒茶素、賴氨酸可抗老化。鈣含量極高可以促進人體生長發育。果實中的卵磷脂和腦磷脂是神經系統所需重要物質，可延緩腦功能衰

退，增強記憶延緩衰老。嗷嗷待哺的幼兒，母親要多吃點花生滋補氣血、養血通乳才能提供充足的乳汁。

製作「蓮藕粥」：

「蓮藕粥」配方一：

粥底用二十二穀米，炒過後更好吃更有能量，加入花生和切好的蓮藕，用陶鍋熬煮 1 至 2 小時。能補益氣血、延緩衰老，是滋補身體非常好的美食。

許多人把蓮藕做成排骨湯，蓮藕湯再加花生是最好的。可放入煸炒好的紅蘿蔔、黑木耳，吃香味加入香菇、鴻喜菇或是任何菇類，營養更均衡。

「蓮藕粥」配方二：

食材準備：紅棗 5 ～ 10 顆，枸杞少許，老薑 5 片，黑糖 50g，蓮藕粉 50g，水約 1500 cc。

製作方法：1. 先放老薑，對切的紅棗、枸杞，加水一起入陶鍋中熬煮，水開後小火煮 15 分鐘左右。2. 完成後放置稍涼，溫度大約 85 度左右。3. 把蓮藕粉用冷水調勻，慢慢倒進去攪拌，黑糖按口味調整加入，再開火。4. 等待鍋內滾起來後再加入龍眼乾，就是簡單快速的蓮藕粥。除了可以暖身之外，還能安眠入睡也可降低感冒的發生。

【處暑處方】

秋季的第二節氣，「處」就代表「狀態」，意思是已經終止了，炎熱的暑天即將過去。氣候即將轉涼，真正的秋天要來了。但處暑還有夏天的炎熱，正所謂秋老虎，晝夜溫差大，容易罹患呼吸道感染、皮膚病、腸胃炎與感冒等疾病。水氣少體內津液不足，容易生燥喉嚨癢、咳嗽、皮膚乾等現象，要多補水才不會乾燥。

體質養生食物：

氣虛：經常疲乏無力、畏寒怕冷者，吃穀米、山藥或栗子、蜂蜜、花生。

陰虛：身體怕熱、手腳心發熱者，食用甘蔗汁、水梨。

濕熱：臉部和鼻頭總是油光，容易生粉刺者，吃奇異果。

乾燥：體型偏瘦，多愁善感者，食用紅地瓜、胡蘿蔔、菊花茶、紅茶。

我們的身體每天都在進行相同的運轉、修復、淘汰，只要把脊椎端正好，當我們有足夠的能量，將毒素代謝身體就會越來越輕鬆、越來越舒暢。

《矯正脊療》這本書，能引導我們讓自己有能力解決任何問題。期待每一位讀者珍惜現在，把握這份幸福。不管遇到什麼問題，要超越自己的苦痛，品味所有的事物，體驗背後清甜的味道，帶你領悟人生的新境界。

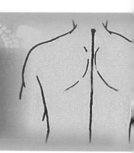

13

「立秋」矯正第二胸椎，
食氣第九方「紅豆水」

人們習慣性低頭、弓起身體、頭部前傾，胸椎容易過於彎曲而增加脊椎韌帶負荷。同時使胸肌和上背肌的肌力不平衡，胸椎變緊而形成寒背。寒背現象是接近駝背，其嚴重程度只是沒有駝背那麼嚴重。「打氣脊療」幫助我們預防勝於治療，體態就會有所改善。

第二胸椎「立秋」
每年8月8日前後 (2019年立秋時間是8月8日 凌晨3點12分)

胸椎有一定範圍的軸向旋轉活動，椎骨、椎間盤及韌帶共同維持胸椎的穩定性。胸椎的穩定性明顯高於頸椎和腰椎，主要歸功於胸廓環的存在，在前方由肋軟骨與胸骨構成胸肋關節，在後方則由肋骨頭與相應椎體、椎間盤及橫突形成關節。

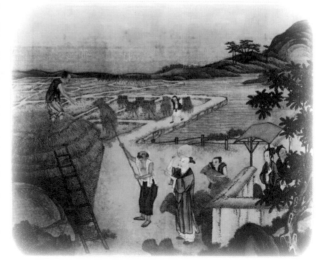

　　脊椎是否健康，可以先觀察鞋底磨損程度。兩隻腳長短不一，在脊椎壓力傳遞下，左右兩邊就會不一樣，看鞋底的腳後跟磨損是最簡單的判斷。若感到呼吸不順是胸椎問題了，怎麼睡都覺得很疲倦是胸椎錯位，精神不能集中是脊椎中樞神經被壓迫到。

寒背現象，壓迫到第二胸椎

　　身體的肌肉是收縮狀態，經絡是能量狀態。當能量氣血充足時，肌肉比較容易放鬆，當能量不夠時，肌肉就會長時間緊縮，沒有辦法恢復肌肉原有的彈性，就會像緊繃的橡皮筋一樣，最後會僵化，僵化就易形成拉扯，拉扯形成錯位。

　　倘若長時間聳肩多是個性急躁、容易緊張的人。時常伏案電腦前，經常工作戰戰兢兢，聳肩久了肌肉就很僵化。壓迫到第二胸椎，心臟、氣管、食道、胸腔都會不舒服，有時手臂內側會麻、心律不整、血壓也會異常。通常有這些現象的人，後背會常有寒涼感。

　　寒背久了就會變成圓肩，肩膀增厚，久而久之血壓異常，會出現心悸、胸悶等問題。胸椎產生錯位，形成側彎駝背，時間久了易形成心臟病，疾病的形成猶如骨牌效應。

　　當後背寒涼時，就是心肺功能的轉弱，第二胸椎受壓迫的寒背現象。可以躺在床上測試，身體盡量貼著床面，貼著床面用力時，如果沒有任何

不舒服感，第二胸椎沒有凸出來，也就沒有錯位問題。

　　小叮嚀：腰痛、頸椎痠痛或是肩胛不舒服，就是膀胱經寒氣重、陽氣不足的寒背現象。

　　要訣：治療寒背，交叉打氣振盪，用虎拳振盪「肩貞穴」、「天宗穴」，從「肩貞穴」到「天宗穴」這一條經絡線，用虎牙拳共振，打氣要收下顎，可以讓頭部輕鬆的轉開、放輕鬆。

第二胸椎打氣脊療，一起這樣做

　　矯正脊療的氣療、功療、手療三種療法，共通點就是啟動身體內在的自癒力，讓身體平衡的發展，就像精、氣、神、身心靈的合一，達到治療已病防未病。

一起操作「第二胸椎打氣脊療」：

　　開始暖身。收下顎振盪胸骨痠痛點，當一手往上時，另一隻手從側面找不同的角度，就能找到痠痛點。定住後，在後面胸椎的四周打打氣、調調氣。

　　步驟 1：將雙手併攏靠在一起。 手肘往上抬時，停留 10 秒回原位，重複此動作 4 次。

步驟 2：手臂抬高，兩手平舉成一水平線，手的指尖頂住下巴、收下顎，手不分開，胸大肌用力使手臂往上抬高時要吐氣。停留 10 秒回原位，重複此動作 4 次。

步驟 3：雙手交叉，右手抓住左臂，左手抓住右臂。吐氣，雙手用力向上擴展，感覺胸大肌在用力。保持 20 秒，重複此動作 4 次。

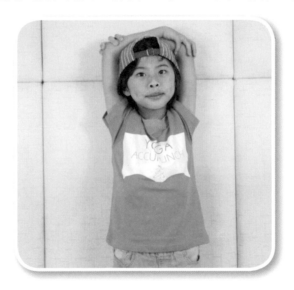

步驟 4：身體挺直，雙手繞到後背合十，兩手轉成手背貼著，往上支撐保持 20 秒，重複此動作 4 次。手背輕鬆對貼著，從鼻尖、胸口往前這樣推上去，變成合掌「身心喜悅」姿態，脊椎就會挺直，達到很好的舒緩。

小叮嚀：用胸椎走路、頸部點頭，雙手微抱後腦，前後、前後走路，再用胸椎輕輕抬高、放掉、抬高、放掉，這方法胸椎軟 Q 效果很好。

第二胸椎，食氣第九方「紅豆水」

紅豆水該怎麼煮？做法是先做紅豆水，再變成紅豆湯。

製作「紅豆水」：

紅豆水：1. 先把紅豆洗淨，加入 5 倍的水，浸泡半小時左右。2. 放進陶鍋裡，蓋上蓋子熬煮約 20 分鐘。3. 陶鍋裡的紅豆約一半有破皮，一半沒破，水呈半透明紅色，關火靜置。4. 取出尚未完全渾濁的紅豆水，特別是頂層的湯汁，倒出來的就是「紅豆水」。

紅豆水有助於預防便祕、改善水腫，同時幫助腎臟代謝水分，減少身體負擔。切記紅豆水要熱飲，有慢性腎臟病的人，喝紅豆水就要非常小心，如果腎臟過濾功能比較差，喝太多紅豆水反而負擔很重，要特別注意。腎臟不好，建議把紅豆改成赤小豆，口味差一些但赤小豆是屬於藥材類，比較細長、顏色比較接近暗紫色，利水作用比紅豆來得強。

紅豆湯要訣：剩下的紅豆再加點水，繼續煮成紅豆湯，不加糖能清肺、潤燥與滋補、清熱。自然的甜可加入甘蔗汁，甘蔗止咳化痰，這樣的配合對我們身體很有幫助。

小叮嚀：胃寒、容易胃痛的人。把甘蔗汁加熱，再加入熬燉好的銀耳，一起打成泥或膏狀，就好像燕窩一樣成為基底，把紅豆加水煮熟，混在一起即成美味的「養胃紅豆湯」。紅豆養心補血，富含維生素 B 族、蛋白

質及多種礦物質等利尿消腫、促進心臟血管活化。

【立秋處方】

立秋是熱轉涼的交接節氣，陽氣慢慢消失，陰氣慢慢成長。肺是氣之本，心是血之本。肺不好，秋天咳嗽、氣短、胸悶，肺氣不宣。通常肺不好的人，治肺在立秋要吃酸，不要吃太辣。因酸本身屬木、肺屬金，可以用木來剋金。多吃酸，肺就不會有過多的耗損。

肺氣耗損後就會一直咳，用「酸入肝」的肝氣，來控制肺氣處在平衡的狀況。秋天飲食養生可吃點有酸味的食物，水梨、葡萄、蘋果、柿子等的酸甜味都是。喝一碗濃稠的紅豆湯或喝紅豆水，就會覺得很幸福。

我們的身體疾病85%都與脊椎問題有關聯。脊椎健康透過結合打氣、拉筋、行氣的方式，動一動，拉一拉，氣順了，血通了，即可達到很好的治療與預防。

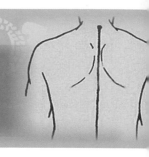

14
「大暑」矯正第三胸椎，
食氣第十方「綠豆湯」

　　人體八大系統慢性病發生的順序為：消化→免疫→呼吸→神經→循環→內分泌→泌尿生殖→骨骼系統。正所謂牽一髮而動全身，慢性病的潛伏期很長，消化系統是人體的第一系統，有「腸胃中心論」之說。宣印學派掌握了「節氣食療」是消化動能，「矯正脊椎」是骨骼動能，幫助我們提升免疫能力獲得身心喜悅。

第三胸椎「大暑」
每年 7 月 23 日前後 (2019 年大暑時間是 7 月 23 日早上 10 點 50 分)

　　忙碌了一整天終於回到家休息，坐在舒服的沙發上身體自然地往前彎，壓迫腹部、臀部，會導致身體僵硬、腹部硬化、胸骨往前彎，周遭血管得不到足夠氧氣而感覺胸悶，時間久了就易形成筋膜僵硬，血管沒有彈性。

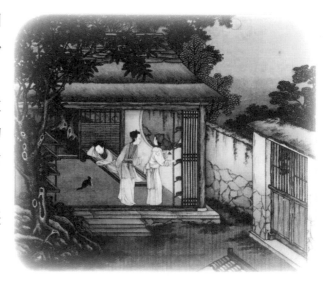

脊椎是人體的第二條生命線，在人體當中佔據著非常重要的地位，如果脊椎彎曲、病變、退化最終導致人體的衰老退化。所以透過脊椎可以調節內臟功能、增強體魄、緩解過敏體質、解除亞健康狀態。

病在脊椎，害在內臟。脊椎彎了，不但曲線不順暢，也會變成百病之源。在保護脊椎上，就以十二節胸椎每一段來調整，稱為十二正經。十二胸椎對應十二條經絡，對應了五臟六腑。背上部對應肺和心臟，背下部對應脾、胃、肝、膽，腰部對應腎、膀胱、大腸和小腸。脊椎神經保持通暢，對腦部思路有幫助。

第三胸椎打氣脊療，一起這樣做

第三胸椎與心肺關係著支氣管炎、氣喘、咳嗽，心慌、心悸的問題。「打氣脊療」有助於平衡內臟器官，防止脊椎歪斜與肌肉勞損，可促進新陳代謝延緩衰老，保持精力旺盛讓身體處於最佳狀態。

一起操作「第三胸椎打氣脊療」：

步驟1：雙手握拳，以小指貼著後頸根部。從鼻子吸氣，讓肚子凹陷，使腹部用力壓扁20秒鐘。身體打直，腹直肌壓扁再壓扁。

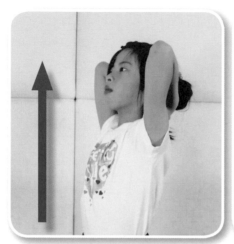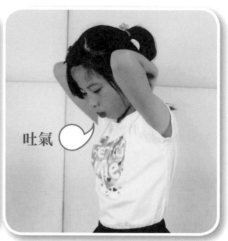

吐氣

步驟 2：身體背靠著牆面，雙手上舉抱一顆矯正球，讓背部貼牆慢慢向下，屈膝下坐，直到大腿與地面平行，雙臂向上抬高。

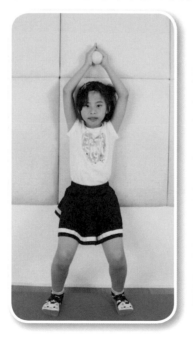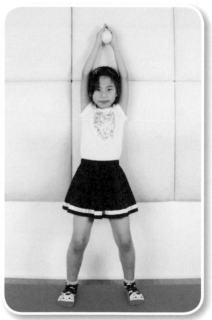

步驟3：手肘位置在耳朵上方，手往後延伸，小指好像可碰到胸椎第三節。如不能碰到，就用另一隻手支撐著手肘往上帶，收下顎頂上去。最後把氣吐掉，腹部氣吐到凹陷狀態，這對於長期久坐腹部壓迫到胸椎，能起到很重要的作用。

小叮嚀：把腹部往上拉一拉，往上調整，當氣理順了，對心肺功能提升也有幫助。

汗流不出來，跳起來拍手（一跳一拍）跟著這樣做

大暑是一年當中最熱的一天，常有雷陣雨且燥熱。人很容易沒有體力與食慾不振，精神無法集中，也容易有胸悶、頭暈甚至體汗流不出來，尤其是有慢性病的人代謝差容易脾胃失調。

慢性病的人肌肉比較沒有彈性、鬆垮。如果大熱天，體內熱氣出不來，就會累積熱氣與濕寒在體內，怎麼辦？最簡單的方法，就是跳起來雙手拍。這樣一跳一拍，就增加了全身四肢的末梢循環，身體就不會燥熱。只要用跳躍的方式去拍，簡單的觀念大用途。

一跳一拍：手拍跳到「胸前」，手拍跳到「印堂」，手拍跳到「百會」，就是排濕氣。

小叮嚀：若雙腿沒力，膝蓋相觸借力，這對髖骨不好會導致過度疲勞

容易弓背。建議在雙腿膝蓋內側綁上一條「光能伸縮帶」，那麼在屈膝的時候就不會弓背了。

胸椎第一到第四節 —— 心肺呼吸。胸椎第五到第八節 —— 消化循環。胸椎第九到第十二節 —— 泌尿系統。大暑季節當中「冬病夏醫」陽氣旺，就是消除體內寒濕最好的時機。

排濕氣在腰以上叫發汗，腰以下叫做排尿。如果腰以上排汗排不掉，濕氣就重，腰以下不能排尿，那當然濕氣也重，這是兩個重要的管道。因此我們一定要好好的排尿、排汗，關節一定能靈活，增加基礎代謝。

第三胸椎，食氣第十方「綠豆湯」

綠豆湯是夏天消暑的好食物，綠豆本身有清熱解毒、利尿消暑、改善皮膚、腳部祛痘以及改善頭痛和頭脹等功效。

「綠豆湯」主要配方不加糖，加入兩個元素是「蘋果醋」和「薑汁」。達到對細菌有抑制功能，腸胃功能差的人要吃點醋，腸胃功能就會越來越好。因為醋是酵素，加醋可起到非常重要的作用。

製作「綠豆湯」：

食材準備：綠豆 200g，薏仁 100g，蘋果醋 15 cc，薑汁 30 cc，水 1500 cc。

製作方法：陶鍋內放入約 1500cc 的水。將水煮滾，薏仁先煮一下再放綠豆。以滾水煮 12 分鐘，熄火後不動鍋蓋燜 12 分鐘，再開火煮約 5 分鐘後，加入蘋果醋、薑汁熄火再燜 12 分鐘即可。

綠豆湯要訣：綠豆要煮到破開還沒完全軟爛，綠豆皮不能脫落。綠豆清熱之力在皮，綠豆湯色澤渾濁消暑效果較差，但解毒作用較強。

小叮嚀：大暑要排濕是老薑。腸胃功能不好就不要吃老薑，嫩薑在夏天很多，要吃嫩薑養胃，老薑榨成汁祛風寒，可讓身體更加的溫暖消除體內寒濕。

【大暑處方】

炎炎夏日，沖冷水澡覺得冰爽涼快，殊不知對身體健康會造成影響，高溫環境下皮膚溫度相對較高，突然受冷水刺激，會引起皮膚毛孔收縮，除了皮膚無法排出油污汗液會產生皮膚疾病外，女性容易誘發出多種婦科問題，還會出現關節筋骨問題，有許多人喜歡做「一冷一熱」療法，這可能是風濕病來源之一，冷熱 SPA 有待商確。

人都是在失去後才理解生命有多麼的可貴。就像失去了健康，才發現擁有健康，跑跑跳跳是多麼幸福的一件事情。只要你願意去感受脊椎，去感受生命。生命的價值不在於長短，而在於過程，《矯正脊療》正在陪著你，走在「保養脊椎＝保命」的過程。

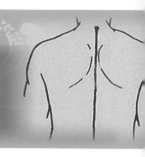

15 「小暑」矯正第四胸椎，食氣第十一方「蓮子湯」

炎熱一開始時會心煩氣躁，全身會疲倦乏力，耗損元氣。經絡拳同場加映：小暑拉筋法！坐在地板上，腳伸直，背挺直，慢慢吐氣。背部維持打直的狀態，配合深呼吸一邊進行 12 次，可以幫助我們紓解緊張的壓力，讓自己放鬆。

第四胸椎「小暑」
每年 7 月 7 日前後 (2019 年小暑時間是 7 月 7 日下午 5 點 20 分)

我們的脊椎一旦偏離了正常的位置，所有的神經、血管、經絡都會隨著脊椎的變化而變化移位，引起五臟六腑不協調，這種不協調本身就是疾病的根源。隨著脊椎移位還會壓迫神經，久而久之體內受壓的神經相連，接受該神經的某個器官就受到一定的影響。比如有人感到心臟不舒服，有人

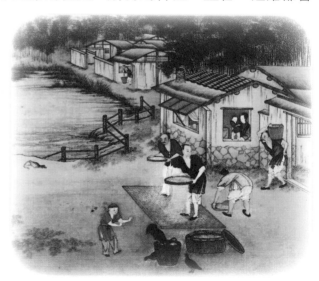

會覺得自己總是胃脹，有人經常頭痛或手臂麻木，但是到醫院檢查時，卻發現該器官沒有任何問題。所以「打氣脊療」可以讓我們的臟腑維持平衡。

日常有空就雙手拍拍「大椎穴」，「大椎穴」位於人體後背正中線上，第七頸椎棘突下凹陷中，被稱為「陽中之陽」，具有統領一身陽氣的作用。用食、中、無名指及小指併攏後打「大椎穴」100 下，後背溫熱養護脊椎，打「大椎穴」是告別痠痛最簡單的方法。在操作上稍微低頭就可以。

第四胸椎打氣脊療，一起這樣做

經常會胸悶，牽引到後背肩胛骨的膏肓疼痛，與第四胸椎受到壓迫有關。睡不好、腸胃功能消化不良、胸悶、呼吸變急促或是腫塊乳癌，都是影響第四胸椎所形成的。

一起操作「第四胸椎打氣脊療」：

步驟 1：吸氣縮小腹、脊椎呈自然的 S 形。雙手交叉手碰鎖骨上方，吸飽氣後，一邊旋轉，一邊吐氣，停留 5 秒鐘後回正，再吸氣換一邊操作，反覆操作 12 回。有助於讓全身僵硬失調的肌肉變得柔軟，改善全身痠痛。

步驟 2：站立，面向牆壁，與牆距離 25 公分，雙手握固，手肘抬高，手肘盡量貼住在耳朵的正上方，縮腹、用腳尖的力量踮起來，嘴巴吐氣，用腳尖蹬上去的力量帶動，肚子凹陷，氣吐盡，腹部壓扁。腰部不要反射性地向後突出。

小叮嚀：抬頭挺胸靠牆站立 2 分鐘，配合深呼吸進行。可以把第一、二、三、四胸椎徹底放鬆，還有瘦身的功效喔！

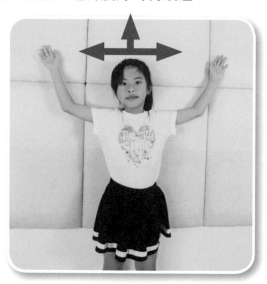

第四胸椎，食氣第十一方「蓮子湯」

　　小暑推薦蓮子湯，夏天失眠就會多夢、焦慮，平常多吃點蓮子湯好處很多。主要的功效是補脾止瀉，夏天容易傷脾，脾胃轉弱，就容易得到腸病毒等。脾虛容易拉肚子，經常吃冰涼的食物易損傷脾胃。

製作「蓮子湯」：

　　食材準備：蓮子 30g，銀耳 10g，百合 20g，冰糖 60g，枸杞 15g，紅棗 5 ～ 10 顆。水量和冰糖可依照口味調整。

製作方法：

1. 先把銀耳放在溫水泡，超過半小時以上，泡洗乾淨撕成小碎片，加水熬煮 2 小時，變成濃稠狀。2. 蓮子先泡水洗淨，放進濃稠銀耳湯汁裡，可用電鍋燜煮，不能煮太爛。3. 再加入百合、枸杞、紅棗、冰糖，益精明目、降血脂、降血糖有明顯的改善作用，十分適合女性食用。

要訣：銀耳要熬煮到有濃稠度，慢工出細活，用電鍋熬煮會更好。冰糖到最後再加，如果用新鮮的蓮子熬煮時間較短。

小叮嚀：蓮子安神、養心、滋養補虛，百合潤肺止咳，可以退熱能清心。在市場有看到蓮藕，可以煮蓮藕加點蜂蜜，因為小暑也是蓮藕盛產季節，可達到清熱涼血、補益氣血。

【小暑處方】

小暑天氣嚴熱，降雨增多，是腸胃疾病多發時期，可以喝薑茶來化解身體寒濕之氣，排汗降溫、幫助提神，食慾不振時可在飯前飲用刺激唾液、胃液和消化液的分泌，增加腸胃蠕動增進食慾。最好是少喝冷飲、少吃涼菜、注意肚臍不要受涼，在飲食上一切都要適量。

春夏養陽，就是要保護陽氣。許多人喜歡在夏日餐後喝冷飲消暑，這是對身體的危害，飯後人體血液大多集中於胃等消化器官，腸胃活動相對活躍，如果此時喝冷飲胃壁黏膜血管相應收縮，消化腺分泌減少，胃的活動減弱，難以對食物進行消化，會導致消化不良。

經絡拳同場加映：小暑拉筋法

　　炎熱一開始時會心煩氣躁，全身會疲倦乏力，比較不想做事情，心緒容易紊亂，就會耗損元氣。小暑拉筋法：請躺在地板上，雙手交叉在胸前，膝蓋彎曲右腳伸直，背挺直，慢慢抬起腰部，雙手置於兩側慢慢吐氣。

　　背部維持打直的狀態，向腳尖方向前傾，眼睛向前看。注意膝蓋不能彎曲。配合深呼吸進行 4 次，換左腿操作。可以幫助紓解緊張的壓力讓自己放鬆。

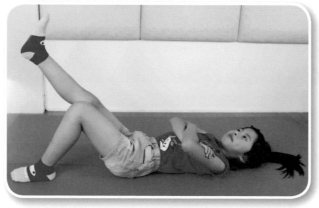

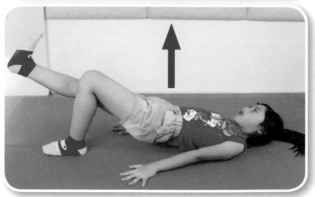

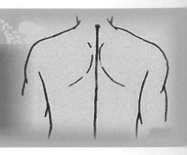

16 「夏至」矯正第五胸椎，食氣第十二方「酸梅湯」

隨著社會節奏加快、工作壓力增加，生活和工作環境改變，後背的疼痛率增加。貪涼是造成後背疼痛的原因之一，夏天吹冷氣和電扇入脊椎也會引起後背疼痛。怎樣可以把背的痠痛加以改善，只要增加心臟的動力，就可以減少背痛的問題。在夏天最怕的是熱中風，熱會使心臟負荷過量。手心燥熱和中暑，可按壓「中衝穴」清心泄熱。

第五胸椎「夏至」
每年 6 月 21 日前後（2019 年夏至時間是 6 月 21 日 晚上 11 點 54 分）

夏至太陽白天比較長但並不是最熱時。人們常喜歡喝清涼退火的食品，綠豆湯清熱解毒、消暑利水但性寒，體質寒涼、脾胃虛寒以及消化功能差的人不適合飲用，喝綠豆湯加糖會更加虛弱，真想喝綠豆湯就改吃綠豆米粥加

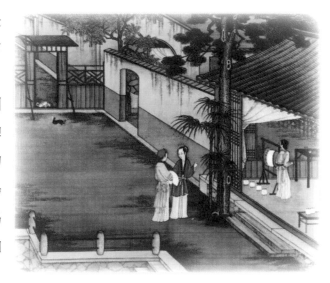

點鹽，在炎熱夏天可以解暑消暑，對生理代謝具有重要的促進作用。

　　脊椎 S 型弧度，像頸椎與腰椎往前弧度，胸椎與薦骨往後弧度。缺乏運動，S 弧形就會慢慢改變，使脊椎變得過彎或過直，而影響到椎體之間的椎間盤，椎間盤是人體的避震器，是用來緩衝過度的震動，減少外力對脊椎骨的傷害。

第五胸椎打氣脊療，一起這樣做

　　駝背常見於坐立姿勢不良或老年脊椎變形，年紀越大容易駝背、重心不穩、走路小碎步，也很容易跌倒。駝背導致頸背痠痛、上肢無力、頭昏等。改善背部痠痛只要增加心臟動力，就不易有背痛問題。

一起操作「第五胸椎打氣脊療」：

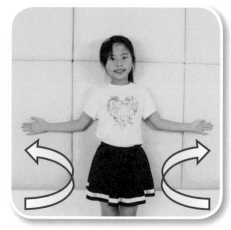

　　步驟 1：身體背靠住牆面，腳跟貼牆面站立。腳尖打開 45 度。伸展背部後將手臂貼在腿上，將手肘依靠著腹部，手肘以下的前臂彎曲成 90 度，吸一口氣。吐氣將手肘往左右開，肩胛骨往內側縮，共 30 次。

　　步驟 2：利用牆壁面伸展第五胸椎。手扶牆壁面，上半身彎曲，將上半身壓下，伸展胸椎肌肉。手臂上掛毛巾將之往前下方拉，維持 42 秒。

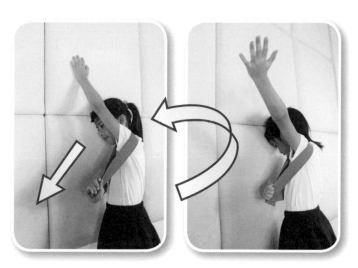

步驟 3：增加心臟力。肩胛骨往後夾協助駝背校正，肩胛骨直接帶動腰腹，躺下來用「大能矯正球」放在肩胛骨內側「心俞穴」，手彎用力，用力往上、往下。肩胛骨向內集中 2 分鐘，增加心臟的活動範圍。

小叮嚀：夏至心臟轉弱，要強化後背「心俞穴」，第五胸椎旁開 1.5 寸左右，打氣灸療對心臟很好。在夏天最怕的是熱中風，熱會使心臟負荷過量，手心燥熱。建議在「中衝穴」清心泄熱。主治：熱病、煩悶、汗不出、掌中熱，位於手中指末節尖端中央，自我按摩左右各 2 分鐘。

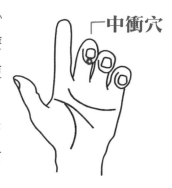

┌中衝穴

第五胸椎，食氣第十二方「酸梅湯」

酸梅功效主要是解熱、止渴、防暑、袪毒等，《本草經》說它「主下

氣，除熱送涼，安心止痛」。《本草拾遺》記載它有「止渴調中，止吐逆」的功用。

酸梅湯功效：

1. 能快速消除疲勞、恢復體力。
2. 酸味入肝，降肝火，有助血液酸鹼值趨於平衡。
3. 滋潤咽喉發炎的部位，緩解疼痛。
4. 促進口腔唾液以及胃液的分泌，助消化。
5. 清腸胃去油膩的功效，有效地清除腸胃毒素、油膩。
6. 提升消化力，有抗衰防老的功效。

禁忌：收縮力強，孕婦應該少飲或忌用酸梅湯。

製作「酸梅湯」：

食材準備：烏梅 10 顆，山楂 15g，洛神花 8g，甘草 4 片，桂花醬 15g，水 4 公升，紅冰糖少許。

製作方法：除了桂花醬之外所有食材洗淨備用，用 4 公升的水加入烏梅、山楂、洛神花與甘草一起放在陶鍋裡熬煮，大火煮開後再轉小火煮 1 小時，最後加入適量紅冰糖即可。煮好後要過濾，過濾時不是用鐵網，要用濾袋，桂花醬再放進去拌均勻就可以了。

小叮嚀：

1. 脾胃特別虛寒者，可加老薑去寒性，較不會產生腹脹、腹痛或是

經痛問題。

2. 有腸胃道潰瘍，易刺激胃酸分泌而導致胃酸過多，要稀釋不能喝過酸。

3. 預防「夏至」流行性感冒、腸病毒，是要熱飲並加「鹽」。

4. 冷藏兩小時就可飲用，三天內喝完，有細微泡沫代表質變，就不要喝了。

【夏至處方】

靜心操：兩手掌與兩膝跪著像貓趴在地上，盡量讓胸腔接近地面，手延伸到最遠，虛領頂勁、背部拱高。頭部和四肢向下伸，用心體會脊椎被拉伸的感覺。建議多做幾分鐘。

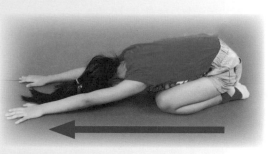

虛領頂勁：頂勁就是頂東西的勁道，虛領就是想像自己正在頂東西，把脖子用意念去延伸。如同打經絡拳時「用勁不用力」、「用意不用力」的境界。

雙手把氣打到體內，打到自己的脈絡裡。力量頂開第五胸椎，拉開需要的是「頂」維持 42 秒，不須刻意緊繃身體，而是用「延伸意念」的方式來做，無論坐、站都可以穩如泰山。

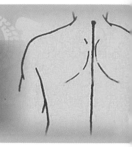

17

「芒種」矯正第六胸椎，
食氣第十三方「黃瓜汁」

芒種季節濕熱，在苦夏階段，第六胸椎附近的後背容易發癢，可多吃點帶苦的食物對心臟有幫助。苦夏的概念就是吃苦。苦瓜、青江菜、芥菜等帶有微苦，對人體有益，還可以喝黑咖啡，早上起床時，喝「食氣咖啡」。配方：一杯濃縮黑咖啡＋椰子油 15cc ＋灑點肉桂粉，增加腸胃道蠕動，可解決宿便的問題。

> ### 第六胸椎「芒種」
> ### 每年 6 月 6 日前後（2019 年芒種時間是 6 月 6 日 早上 7 點 06 分）

芒種對應第六胸椎，靠近肩胛骨正中偏下位置。多年臨床經驗，背部疼痛通常是第五、六、七節胸椎狹窄，胸椎兩側肌肉群緊繃，胸椎活動度非常低，很容易在這裡產生側彎現象。

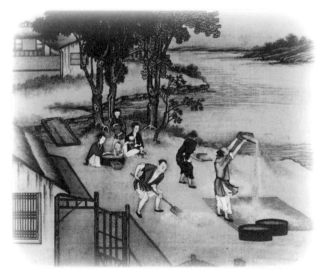

　　胸椎第六節反射延伸有胸悶問題，容易長骨刺。因胸椎不容易活動而筋膜黏連，代謝差了淋巴系統不能清除體內廢物，心臟動力不夠就會形成胸悶。

第六胸椎打氣脊療，一起這樣做

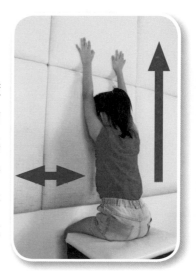

　　胸椎檢測：坐在椅子上，雙手抱在後腦，手臂在耳朵偏上方，放鬆脊椎兩側肌群，辨證後背是不是有緊繃、鼓起來，通常緊繃與鼓的位置就是第六胸椎。一手貼著後背緊繃點，另一手從前方把手肘往後與往上拉拉看或是後背的手往前推，檢測彈性、柔軟度，背部可順著力量往前移動，如力量完全沒有辦法推動，就是緊繃、嚴重擠壓了。

一起操作「第六胸椎打氣脊療」：

　　徒手胸椎關節鬆開技術：打開第五、六節胸椎關節，頭拉正，臀部往後移，後背延展。

　　投降鬆開技術：將胸椎往中間往上頂做伸展，岡上肌、岡下肌、背闊肌，頂到牆壁兩腿慢慢移開牆壁，讓胸椎第五、六節去靠近牆壁，頭部擺在牆上，配合吸吐上下延伸，手臂上舉和下放 12 次。

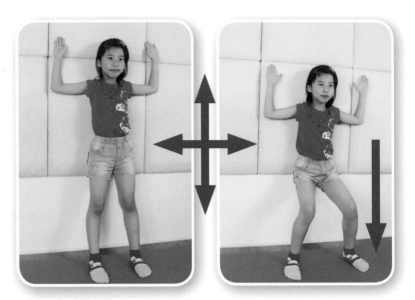

拱背鬆開技術：保持跪姿，雙手放在兩個膝蓋的正前方，呈現拱背狀態，腹部往內縮。矯正骨盆，配合「太能皮球」或是「電能球」，停留時間超過 15 秒效果更好。

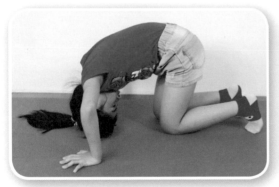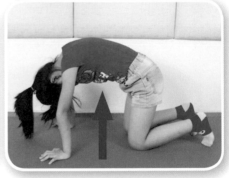

皮球鬆開技術：「太能皮球」放後背胸椎位置，正躺雙手前抱，一腳屈膝，單腳直立拉上去，最後繃直撐上來，臀部抬高，繃得越直時間維持越久越好，再換另一隻腳操作。這樣反覆操作，很快第六胸椎歸位，疼痛

會下降覺得很舒服。

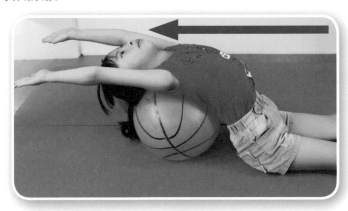

第六胸椎，食氣第十三方「黃瓜汁」

　　黃瓜汁使用小黃瓜而非大黃瓜。小黃瓜比較甜，而且熱量也低，本身性涼、味甘，能清熱、利尿，其含有丙醇二酸，可以抑制糖分轉化堆積在體內的脂肪，有減肥的功效。便祕、牙齦疾病都可以用小黃瓜的特質改善。

製作「黃瓜水」：

　　小黃瓜汁：用熱鹽水直接在小黃瓜上淋，去除農藥等有害物質，把殘留的農藥、蟲卵或是對身體比較有害的硝酸鹽去除。小黃瓜直接進行壓汁，不是用果汁機而是壓汁的方式研磨成汁。直接吃小黃瓜，清熱、利尿減肥，身體會很舒暢。

　　小黃瓜補水：夏天很容易流汗過多而氣虛，引發脾胃失調，一定要補充水分，小黃瓜含水量高，可以補充水分。小黃瓜汁不僅能飲用還可以拿來塗抹，只要皮膚曬傷都可以用小黃瓜汁來敷。在臉部或是紅腫曬傷的地

方，用化妝棉沾上小黃瓜汁，20分鐘左右用水清洗乾淨。可以內服、外用，在夏季時特別好用。

吃小黃瓜有 4 點建議：

1. 烹煮小黃瓜不要加太多油，容易造成腹瀉。

2. 小黃瓜有分解酶，對維生素 C 會有破壞，不要馬上吃橘子、番茄。一小時後食用。

3. 涼拌小黃瓜可以用醋或檸檬加以調味，也可加辣椒，醬油可不加，簡單味道就很鮮甜了。

4. 婦女經期前後或脾胃虛寒、容易拉肚子，不能過度食用。

【芒種處方】

芒種季節，最燥熱的夏天來了。因夏日的特徵就是晝長夜短，最好晚睡、早起。早起陽氣充足不會耗損原氣，這季節記得要午休，午休可以增加心臟的動力有利於健康。

「經絡拳」最大的特色，就是與家人、朋友一起互動。只要你與家人、朋友的互動中有經絡拳，就會察覺到自己是最容易與人打成一片的人。

與朋友一起喝杯「食氣咖啡」，會感覺到彼此情感互動特別溫暖，在芒種季節不要吃太多冰涼的食物，喝咖啡是非常好的養生以及與人互動的好方法。

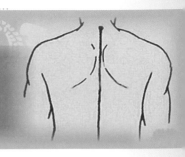

18
「小滿」矯正第七胸椎，
食氣第十四方「止癢茶」

過飽會引發死亡！原因就在第七胸椎棘突下面的凹陷處「至陽穴」，人在過量飽食時，易耗損「至陽」就會變成「至陰」，就是心絞痛，瞬間暴斃猝死。當我們過度飽食時，快振盪調整第七胸椎激活「至陽穴」。

第七胸椎「小滿」
每年 5 月 21 日前後（2019 年小滿時間是 5 月 21 日 下午 5 點 59 分）

胸椎分為上胸椎、中胸椎、下胸椎。中胸椎是第五、六、七、八節，第七胸椎就在肩胛骨最下端連線的高度。第七胸椎關係著你這一輩子查不出來的各種消化疾病，包含慢性胃炎、胃潰瘍、胃出血，甚至未來的糖尿病等問題。

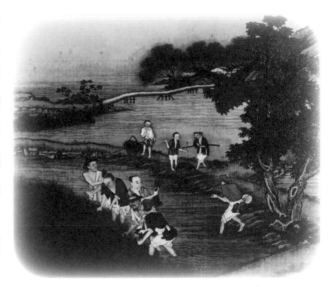

後天失調、腸胃不好與第七胸椎有相關聯，肋骨是銜接器。當胸椎壓迫到時，會影響到自律神經，因此觸碰胸椎旁邊肌肉群特別緊繃，胃一定經常胃酸過多、容易腹脹。

小叮嚀：凡是血糖過高或腸胃不好的人，發現多有駝背現象，當往前彎時間久會壓迫到胃、神經，一開始是輕微緊張，再來焦慮進而憂鬱。

第七胸椎打氣脊療，一起這樣做

脊椎不容易扭轉時代表脊椎有老化，尤其是很少轉動的胸椎，建議仰躺「大能皮球」。準備「大能圈」一條、「大能皮球」（或靠枕）一個。

一起操作「第七胸椎打氣脊療」：

步驟 1：將雙腳的足拇趾綁上「大能圈」。切忌綁太緊，要讓足拇趾依然有活動的餘裕。接著雙腳併攏，確認足拇趾要與其餘足四趾分開。在腰後放置「大能皮球」。在躺下後，雙手上舉過頭部。注意雙腳一定要併攏，不可張開。伸展全身 5 分鐘，一天一回即可。

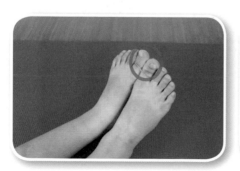
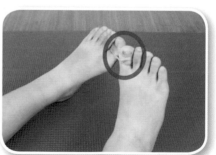

步驟 2：背挺直。把雙手放在後背，最好手掌心朝上，十指抱「大能皮球」，掌擠壓球。擠壓後慢慢讓左右兩個肩胛往中間靠攏、往後拉，維持這姿勢用鼻子來吸氣，下巴上抬，嘴巴吐氣，手再延伸。

步驟 3：抱膝吸氣，膝蓋往上抬，用雙手抱住。吐氣時放鬆，重複幾次後換邊。

急救法：激活「至陽穴」50 下

吃過飽後的胃痙攣，可能會導致心臟瞬間停止。過飽會死亡，原因就在第七胸椎棘突下面的凹陷處，這穴位就叫做「至陽穴」，吃過多時耗損「至陽」就會變成「至陰」，就是心絞痛，瞬間暴斃猝死。當我們過度飽食時，快振盪調整第七胸椎啟動「至陽穴」。

護心穴位：「至陽穴」。「至陽穴」在第七胸椎棘突下，於兩肩胛骨下緣連線中點。其旁開 1.5 寸是「膈俞穴」，旁開 3 寸就是「膈關穴」，許多人的飽食死亡通常是在這地方卡住。飯吃到一半就死了，是這裡不順暢所造成。

至陽急救法：此時拿棍棒擠壓或拿個「點穴球」躺在正後方都可以，只要刺激穴位往回頂。至陽急

救能舒緩心臟，預防猝死或心絞痛問題。

小叮嚀：按揉「至陽穴」到有痠痛感，就可以緩解輕度心絞痛。時間效果應該在按揉後的 5 分鐘內見效。

第七胸椎，食氣第十四方「止癢茶」

小滿季節，高溫多雨的夏天，空氣潮濕易形成糾纏一輩子的皮膚病，香港腳、濕疹或足癬、富貴手等。脾胃改善，皮膚病就可以逐漸改善。人體濕熱過重代謝不良，容易在皮膚上引發濕與熱，就會形成濕疹或汗斑，這樣的皮膚病與天氣的悶熱、下雨或濕熱有關係，建議喝止癢茶。

製作「止癢茶」：

食材準備：薏仁 15g，山楂 10g，陳皮 6g，生薑 5 片，冬瓜 100g，水約 1500cc 左右。如果胃酸分泌過多的人，山楂就不要用太多，可以從 10g 降到 5g。

製作方法：先把薏仁、山楂、陳皮（紅陳皮）與生薑洗淨，所有材料一起拌炒，加入水，把大塊冬瓜切成薄片（太小塊會稀釋掉）和炒過的薏仁等材料一起放進陶鍋裡，烹煮成為「止癢茶」。

禁忌：薑要用「生薑」，不用老薑，生薑可以發汗又可以治好皮膚病，而老薑有時候會誘發皮膚病，因為老薑會引發虛火，用生薑就可以達到很

好的效果。

　　小叮嚀：薑，擴張血管、加速血液循環。陳皮、山楂與薏仁有助身體濕氣、體熱、消化不良的改善。當身體的代謝與消化運行良好，體內濕氣可真正的改善。

【小滿處方】

　　高溫多雨的夏天建議來做經絡拳瑜珈「拳瑜珈」。太能瑜珈、太能心法，全新觀點更進一步認識自己，塑造自己的好念相。

　　「太能瑜珈」是在啟動內在能量的源頭。好念相就是從認識「太能瑜珈」開始，你的念頭會變成你外在的實相叫做「念相」。認識自己想成為怎麼樣的人。

　　你的世界是美好的，是因為你投射創造出來的全部都是美好的。內在的看法創造「念相」，當你想成為優秀的拳瑜珈老師，就會在心中有個好念相「自己是一個很卓越的人」。

19

「立夏」矯正第八胸椎，
食氣第十五方「奇異果汁」

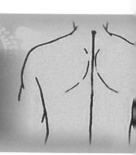

古云：「土氣為萬物之源，胃氣為養生之王，胃強則強，胃弱則弱，有胃則生，無胃則死，是以養生家必當以脾胃為先。」所以脾胃為後天之本，脾胃有受納、消化和運輸的作用，化生成我們吃進去的營養，供養全身需要，因此脾胃功能的強弱關係身體的盛衰。飲食上應定時、定量、不暴飲暴食，輕鬆樂觀的情緒可以使人體陰陽平衡、氣血暢通。

第八胸椎「立夏」
每年 5 月 6 日前後（2019 年立夏時間是 5 月 6 日 凌晨 03 點 02 分）

當我們久坐且維持相同姿勢不動，容易肌肉僵硬、血液循環變差。缺乏肌力之下脊椎容易彎曲，而彎曲緊繃時就會產生胃痛。第八胸椎神經剛好在胃上面，壓迫到第八胸椎神經會形成胃疾，包含胃潰瘍、胃脹氣、胃酸過多

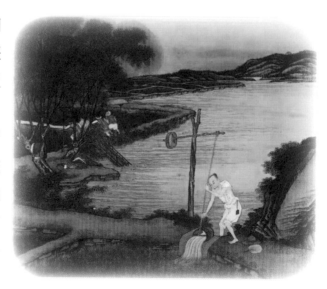

等。需要靜心放鬆，如果沒有調理好，就會引發肝胃不和而容易產生胃痛、膽結石等問題，也會形成肋骨之間的不舒服感。

第八胸椎打氣脊療，一起這樣做

一起操作「第八胸椎打氣脊療」：

步驟 1：胃經的腳趾動能，能讓脊椎變得輕鬆。把中間三根腳趾頭全部展開、張開不要扭在一起。張開後，三根腳趾頭盡量去接觸地，用三根腳趾頭好像彈鋼琴一樣去打，用足拇趾向內做交叉轉化，讓腳趾的偏差向外側旋轉，或是向內側做旋轉。

步驟 2：利用牆壁面，兩手控制牆壁面的距離後，身體筆直站好，單腳抬得越高越好，接近胸口最好，後再用力往下一蹬，用五根腳趾頭接地面。左右兩邊各操作 12 次，當能量越強時，可以感覺到後背的肌群更鬆、更挺。

步驟 3：蹲下來，腹部貼住大腿。後腳板踩到底，手掌心貼地，十指朝前，臀部往上抬，抬高後讓腳再往後，把背繃直，臀部拉直，頭不要往上。後背保持傾斜成倒三角。完成這動作後背柔軟，身體的柔軟度也就增加了。

步驟 4：收尾，四肢著地。將胸口→額頭依序貼到地上，吐氣，貼在地板上。再回到四肢著地的姿勢，來回 4 次。胸口貼地與手腕配合，讓膝

蓋、雙手、胸口都能貼在地上，臀部盡可能往上翹高。

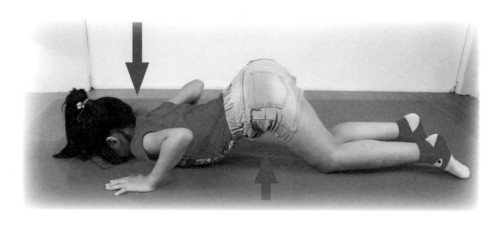

第八胸椎，食氣第十五方「奇異果汁」

　　立夏節氣的氣溫會明顯升高，人體的水分容易流失。因溫度攀升，容易煩躁上火，連食慾也會減退，飲食上以清淡容易消化為主，盡量吃點清爽蔬菜，白菜、芹菜、波菜、黃豆芽等涼血補氣。立夏燥熱，在飲食的味蕾上多增加酸味，推薦吃奇異果輔助肝腎以及胃的消化。

　　奇異果有十七種胺基酸，果酸、鞣酸、檸檬酸和維生素 C 等，可預防老年的骨質疏鬆，也能清除堆積已久的膽固醇，預防動脈硬化。喝一杯奇異果果汁後，還可以護髮、美白、改善視力。用奇異果豐富的維生素 C 來增加免疫力、補充腦力。在熬夜、體力不佳時，奇異果果汁是最佳的飲料。

製作「奇異果汁」：

黃綠奇異果汁：黃金奇異果與綠色奇異果各一顆，一起打成果汁。綠色奇異果含胺基酸多，黃金奇異果維生素 C 含量多，兩種奇異果加在一起，再加點蜂蜜就完成了。水量自己可按照比例加入，就是奇異果多少水就加多少，如果要喝濃稠果汁，水可以減量。

香蕉奇異果汁：香蕉搭配奇異果，兩種水果加在一起味道非常好。一根香蕉可搭兩顆奇異果。好喝的果汁是要分開處理，不要混搭入果汁機。香蕉、奇異果兩種水果個別分開處理放入果汁機，放入飲料杯中再攪拌勻，並可酌量加入蜂蜜。

鳳梨奇異果汁：做法與上面的原理一樣分開處理。只是鳳梨要先泡在鹽水中至少 10 分鐘，浸泡後再切，泡過鹽水的鳳梨才會達到好的療效。

蘋果奇異果汁：蘋果一顆去皮，同樣是兩種水果分開各別處理，再加檸檬汁增加香氣，最後混和一起攪拌就完成，這果汁不但好喝而且也可以補充體力與美容養顏。

小叮嚀：奇異果汁不能加牛奶，奇異果的酸性讓蛋白質凝結而成塊狀，會造成腹痛的現象。

你就是拳瑜珈創始人。

你夢想成為心目中的自己，並不是夢想成為別人心目中的那個自己。你的念相，就是你的思維所構想出來的各種形象，你的世界與存在的狀態，其實都是根據你宇宙的觀點所塑造而來的。

我們是讓每一個人養成創始人，找回自己的天性、找回本我的念相。只要心念不斷地往上提升，就可以創造自我價值的天堂。立夏做太能瑜珈～

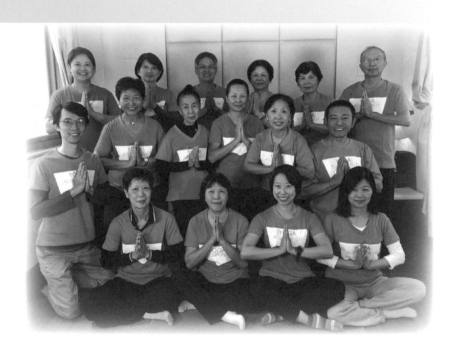

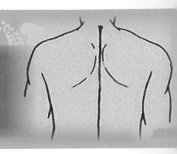

20

「穀雨」矯正第九胸椎，
食氣第十六方「養肝茶」

「穀雨」節氣氣溫偏高、陰雨頻繁，天氣忽冷忽熱，容易產生各式各樣的疾病。萬病都是由氣生，肝主血氣，肝氣鬱結時，就會變成情緒不穩定、愛發脾氣。經常性愛喝酒、愛熬夜，生活習慣不規律的人，依照「春養肝」時節調理肝血，重點在養肝清肝、滋養明目，請喝自製「養肝茶」每天飲用「心情好、肝臟好」。

第九胸椎「穀雨」
每年 4 月 20 日前後（2019 年穀雨時間是 4 月 20 日 下午 5 點 55 分）

呵護脊椎的胸椎保護著心臟、肺臟等重要器官。預防胸椎損傷最關鍵的是保持身體平衡，不管工作還是運動身體歪一邊最容易讓胸椎受傷。通常以單臂運動為主特別容易發生胸椎的勞損，用右臂的人胸椎偏右歪，用左臂

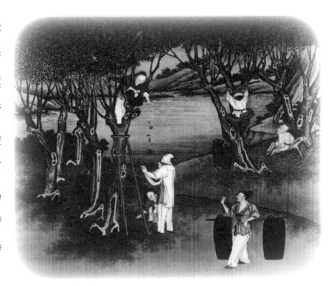

的人胸椎偏左歪，所以平衡鍛鍊是對胸椎最好的保健。

第九胸椎是背後的僧帽肌。膀胱經位置上的僧帽肌在緊張狀態、血流量減少，就會形成胸椎壓迫。雙手的手肘在身體正前方相碰，用手肘帶動順時鐘畫圓，動到後背肩胛，啟動第九胸椎，就會感到舒暢。再換成手臂相碰、手心相碰、虎口大拇指相碰、小指相碰，帶動後肩胛的微細小的筋脈。兩邊推開後，就可以達到疏肝和放鬆肩膀的效果。

第九胸椎打氣脊療，一起這樣做

一起操作「第九胸椎打氣脊療」：

步驟 1：雙手與腳尖支撐，身體軀幹保持一直線，屈膝碰觸手臂，左右交替進行約 20 秒的時間。在操作上讓腹部、胸脅幫助釋放肝臟的疲勞，必須要注意在過程中不要臀部越抬越高，盡量保持穩定。

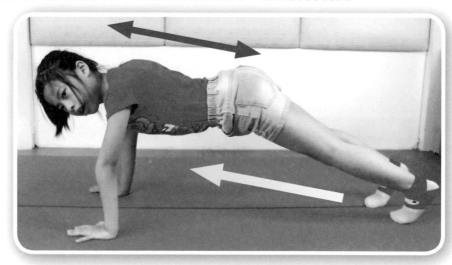

步驟 2：在鼠蹊肝經處進行紓解、紓壓。採用棒式，成人不能拱背或是下沉，臀部不能翹高 (小孩子可以的)，保持身體呈現直線，接著屈膝由側邊伸展至上臂，把胸脅兩側壓一壓，屈膝抱一下、擠壓一下，把氣吐淨，左右交替進行約 20 秒的時間。

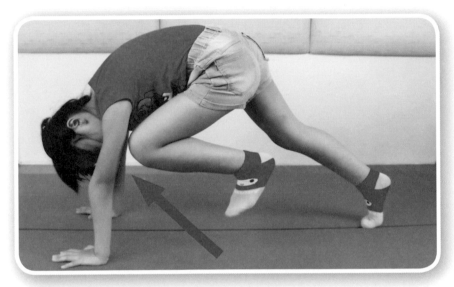

步驟 3：雙手抱著後頸，用膝蓋去碰觸一下另一邊手肘，左右交叉，擠壓胸脅兩側約 40 秒的時間，完成後就是喝茶時間。

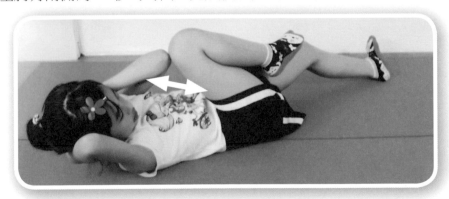

第九胸椎，食氣第十六方「養肝茶」

穀雨是春天最後一個節氣，這節氣氣溫慢慢回升氣候漸暖和，降雨的機會多，有利於所有穀物、農作物快速的成長。雨量多也容易產生濕疹。萬物生長蒸蒸日上，空氣特別清新，正是採納自然之氣的好機會，適合外出遊玩，在這時期過敏症和關節痠痛也較常見。飲食上適合飲用清熱解毒、養血潤燥的茶水。

「穀雨」雨下久了就會開始悶，天氣燥悶會感覺到有肝火，男生如有中腹、上腹凸出，易導致第九胸椎壓迫，脂肪多，肝臟易積毒。腸道吸收靜脈管血液也是送往肝臟，若便祕易造成肝毒。「春茶」翠綠、柔軟，維生素和胺基酸極多，喜愛喝茶的人多數會喝穀雨之前採收的春茶，可提神抗疲勞。

製作「養肝茶」：

養肝茶配方：七葉膽 10g，白菊花 3g，枸杞 15g，水約 1000cc。同時放置陶鍋中熬煮即可。具有疏解肝氣、清肝明目、提升免疫機能。

七葉膽：調節血壓、降血脂、降血糖、減肥等作用。能清除肝臟和血液中多餘的脂肪，恢復肝臟排毒功能，清除肝臟等器官的炎症，滋養肝臟的功效。能激活人體細胞活性，提供細胞所需營養，修護人體正常脂肪等代謝功能。

白菊花：歸肺、肝經。清肝明目，以平肝為主，清熱祛火、解肝毒以及調整血脂的功效。可以防治風熱感冒、頭痛眩暈、目赤腫痛等疾病。

枸杞：補腎養肝，滋腎、潤肺、明目。治頭暈、目眩、多淚、咳嗽等。對造血功能有促進作用，還能抗衰老、抗腫瘤、抗脂肪肝及降血糖等功效。

【穀雨處方】

萬病都是由氣生，肝主血氣，肝氣鬱結時，就會變成愛發脾氣、情緒不穩定、睡眠品質差、月經不調、胸脅脹痛、黃臉婆、暗斑、黑眼圈、肥胖等。可以多吃番茄、胡蘿蔔、香蕉、蓮藕、橘子等。請喝自製「養肝茶」，每天飲用「心情好、肝臟好」。

心情不好，可能損傷肝臟。因此保持心情開朗，減輕煩惱負擔，才能養出健康的身體。在這季節喝「養肝茶」並保持樂觀豁達的心態，是人生最好的養肝茶。

21

「清明」矯正第十胸椎，
食氣第十七方「清肺茶」

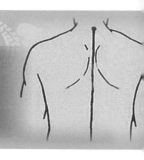

清明是清肺的開始。肺不清往後會造成心脾虛弱，肝火會產生鬱結，要清肝也要清心，談到清心，如果心情低落會造成血管沒有彈性，讓自己心氣不順造成憂鬱，甚至造成心血管的疾病，腸胃也是會積食很多的毒素，容易生腸胃疾病，因此清明節的「清」很重要。

第十胸椎「清明」
每年 4 月 5 日前後（2019 年清明時間是 4 月 5 日 早上 9 點 51 分）

第十胸椎所引發的疾病就是腹脹、骨盆腔內發炎或是腎臟發炎、不孕症等。與第十胸椎有關聯是胸椎筋膜厚度、緊繃度、延展度是否正常。不妨可以練練八段錦的第六式：雙手攀足固腎腰，也可以達到防腹脹等效果。

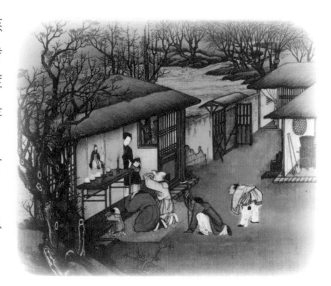

八段錦第六式，雙手攀足固腎腰，動作要點：

1. 自然站立，兩腳與肩同寬，兩手自然下垂。
2. 向前彎腰，同時兩臂向前直伸，掌心向下。
3. 前屈彎腰，同時兩掌接抵腳背。兩手分開向前攀足，兩腿後挺。
4. 兩手沿兩側下肢回到腰側。順勢後仰。
5. 兩手攀足之時，兩腳打直，臀部上挺，拉伸臀腿肌肉群。

第十胸椎打氣脊療，一起這樣做

當我們的腳與手碰觸不到，就容易產生氣滯在體內。「打氣脊療」5分鐘左右，能改善骨盆位置，有效運動到闊背肌與腿後腱肌，背部放鬆，連脹氣都會消失了。當我們的大腿後腱肌群與後背的闊背肌徹底的拉開就可以達到釋放。

一起操作「第十胸椎打氣脊療」：

步驟1：找桌子，身體離桌子60到90公分。手放在桌子上，腳抬高往上勾吐氣，先左腳往上勾住維持3秒鐘再放鬆下來。接著換右腳一樣往上踢上去。左腳往後踢，左腳跟朝左肩方向，背部不要彎曲。踢是吐氣，身體保持筆直不要歪斜，左右各上踢一次停3秒，這動作是非常好的鍛鍊，讓積壓在肺部底的濁氣給清了。

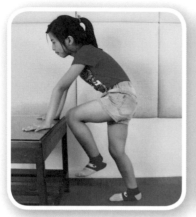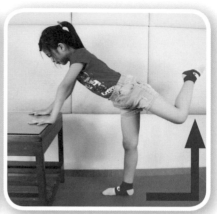

步驟 2：先把自己變成是短跑健將的姿勢。關鍵在於髖關節，身體往前傾，在跑前手先抓住腳踝。臀部抬起來，慢慢地用手去支撐腰部，讓腳上來後手交叉碰觸到再蹲下來坐下。利用髖關節將身體向前傾斜，臀部抬起，手肘膝蓋抬起，肩胛骨靠近，維持 10 秒鐘，身體不可以挺起來或背部彎曲，再換另一隻腿操作。

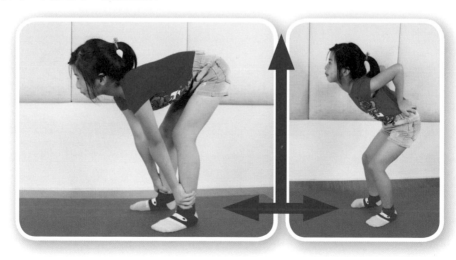

第十胸椎，食氣第十七方「清肺茶」

清明節天清地明，天是清的、地是光明乾淨的。天氣是慢慢變暖和，掃墓時節別忘了家裡也要清一清，清明節的重點就是在談「清」這概念，要清除毒素、清除垃圾，清出未來的健康長壽。清明節就應該多踏青，要到戶外多走走。利用掃墓這活動，到戶外走一走，呼吸新鮮的空氣來調整一下。清肺飲食、補益肺氣，推薦很好喝的「清肺茶」。

製作「清肺茶」：

食材準備：羅漢果一顆，白菊花 6g，冰糖適量，約 1200cc 滾開的水。

製作方法：把羅漢果捏碎、白菊花、冰糖同時置入杯中，水滾後直接沖下去，燜泡 10 分鐘左右即可。

羅漢果清肺、止咳化痰，改善喉嚨不舒服。羅漢果整顆去泡效果不好，一定要捏碎才能達到好的轉化效果。有抗癌的作用，能幫助改善疲勞，有心血管疾病，經常咳嗽、喉嚨有痰、排便不順暢者，就更需要它了。

搓摩「迎香穴」治鼻過敏：

每當季節變化時，很容易因細菌入侵而感冒，出現流鼻涕等，是肺經熱毒症的症狀，揉搓「迎香穴」治鼻過敏。「迎香穴」對呼吸道的暢通有一定的作用，「迎香穴」位置約距離鼻翼兩側的皺紋中。用兩手的食指按

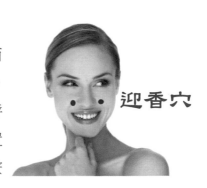

迎香穴

住鼻翼兩側的「迎香穴」，順逆時針方向各搓摩 24 次，會有痠脹感向臉頰放射。

【清明處方】

　　清明養生，順應春天節氣的規律，最好在太陽升起後，喝杯溫熱的「清肺茶」再開始活動，提升陽氣心胸才會開闊。冷空氣交替注意身體保暖多喝「清肺茶」，再藉由清明節掃墓，到戶外去散步踏青來清淨心氣，化開鬱結的肝氣排出身體鬱氣，保持心情舒暢以達身心喜悅。

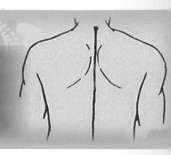

22

「春分」矯正第十一胸椎，
食氣第十八方「蜂蜜水」

　　春分節氣平分了白天和晚上。我們在養生保健時應注意身體的陰陽平衡狀態，無論在精神、飲食、生活等方面的關注上都至關重要。如何運用陰陽平衡協調身體功能，就要保持一種相對平靜平衡的身心狀態積極面對，以達精氣神合一。

第十一胸椎「春分」
每年 3 月 21 日前後 （ 2019 年春分時間是 3 月 21 日 清晨 5 點 58 分）

　　春分者，陰陽相半故晝夜均而寒暑平。分清與濁，就是陰陽各半。晝夜與白天，寒與熱是平等的，清的要往上走、濁的要往下。如果分不清會變成高血壓、高血糖或排便異常、便祕、痔瘡或是月經失調、暈眩等問題，有時候還有精神上的疾病。

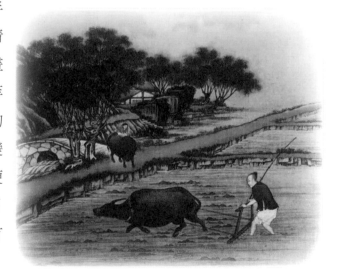

春分節氣在第十一胸椎，有腎、有大腸，是清與濁之間的分界點。當你經常有大腸發炎、腎臟出問題，就是這裡濁了。讓清的上不去、濁的下不來，就會引發未來的便祕，甚至全身水腫、皮膚病、包含牛皮癬都是這問題。

排便操：如廁時身體要往前傾，從後面腰部往下推、往下推搓熱，在排完要離開時，按揉一下腸道，適當的擠壓按揉。雙手搓搓，從胸椎第十一節開始用力往下推熱。

第十一胸椎打氣脊療，一起這樣做

透過矯正脊椎，重新開機身體重新活化起來，放鬆交感神經可以改善駝背，讓整個人看起來更有精神。

一起操作「第十一胸椎打氣脊療」：

步驟 1：身體正躺後抬起臀部，保持傾斜角度。雙腳慢慢貼住牆壁往上走、往上抬，藉由牆壁面抬高雙腳。手肘彎曲著，用手肘去撐腰，雙腳越抬越高，腹部用力支撐，至少維持 15 秒，自己靠著牆壁貼住，收下顎、小腹往內縮，往上帶，操作 4 回，協助胸椎放鬆歸位。

步驟 2：把右腳往上抬，右腳尖往左手踢。保持身體軸心，頭部不要晃動，腹部用力上抬，保持姿勢。以規律的速度來回做 5 分鐘。早晚做就可以了。

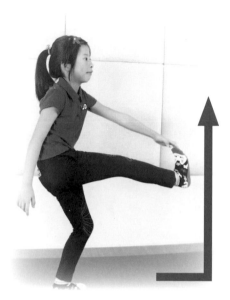

小叮嚀：早上做可以喚醒身體的肌肉，提升一整天的活動力。晚上做可以放鬆肌肉，讓僵硬的肩膀與腰部變柔軟，消除一天囤積的疲勞。

第十一胸椎，食氣第十八方「蜂蜜水」

什麼飲品對身體的排毒更好，推薦幫助軟化、通便的「蜂蜜水」。蜂蜜就是蜜蜂採集植物花蜜腺的花蜜或花外蜜腺的分泌液，混合蜜蜂酶液經過充分釀造而成儲藏在巢脾內的甜物質。在春天產出的春蜜，是上天賜給的美妙禮物。

在春分時，就開始季節分明，清要往上走、濁的往下，如果渾濁不清後就容易感冒。早晚溫水服用，喝杯 30cc 蜂蜜水，50 度溫水服用，最好是太能壺 500cc 水調製就更好了。

早上空腹時喝一杯蜂蜜水就是最好的排毒，飯前一杯是抑制胃酸，早晚各 30cc 蜂蜜水，早上飲用可清腸排毒，晚上飲用安神助眠。

飯前與飯後喝蜂蜜水的差別，飯前可以養護腸胃，飯後可以幫助消化，是不太一樣的。飯前是在吃飯一小時之前，喝了蜂蜜水是可以抑制胃酸的分泌，減少食物對胃黏膜的刺激，以達到分泌胃酸的正常化。如果消化差、腸胃道弱容易產生脹氣的人，就喝點蜂蜜水而不是喝茶。

使用「蜂蜜水」：

1. 蜂蜜水含有寡糖可以刺激排便，也可以降低飢餓感、幫助基礎代謝，它入脾胃兩經，補中益氣、潤腸通便，年紀越大的人越要喝蜂蜜水。降低失智症，對心血管很有幫助。

2. 蜂蜜水能幫助改善傷口的修復，能避免口腔癌、鼻癌，家族有常喉嚨不舒服的人，應該多喝點蜂蜜水，而且是野生蜂蜜，真正純蜂蜜會有微酸效果較好。

3. 有腸胃道不好、胃酸分泌過多或腸道潰瘍的人，應在飯前喝，因可抑制胃酸分泌。而飯後喝蜂蜜水，可以減少飢餓感，避免吃過多的食物無法消化。

4. 想要減肥的人，也是在晚餐前食用蜂蜜水，可避免吃過多食物。

5. 蜂蜜水讓腸胃道休息，又可讓腦部得到血糖不勞累，保持輕鬆愉快。蜂蜜搭配薑黃，能解除肝臟疲勞，能解肝毒且排便速度快。

禁忌：免疫功能不全、化療後患者、糖尿病患者、一歲左右嬰幼兒勿食用。

蜂蜜本身就是碳水化合物，而且沒有什麼特別的副作用，幾千年來是非常安全的天然食物，如果是特別有過敏的人（比方對花粉過敏），基本上就要避免吃蜂蜜再製品，如蜂王乳、蜂膠等再製品，對於單純的蜂蜜，應該是不會有過敏的。

【春分處方】

換醒內在的能量，必須追尋內在的法則「我的成長」。

認識了「拳瑜珈」課程，首先是重新認知你和社會的關係，和宇宙的關係，再度的釋放你的天賦，成為你真的想成為的那個人或是想做的那件事，而且比想像中還更偉大。

最重要的是活出自己，不再被任何情緒牽絆，輕鬆做到利他主義「樂於助人」。成為自己內在卓越的樣子。

23

「驚蟄」矯正第十二胸椎，食氣第十九方「蘆薈汁」

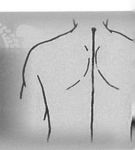

驚蟄節氣養生根據自然物候現象，自身體質差異進行合理的精神、起居、飲食的調養。驚蟄時節就是要冷轉熱的過渡階段，最難調養靜息。只要我們本著積極的生活態度，早睡早起、散步、打經絡拳。採取積極的養生方法就可以改善不良的體質，達到延年益壽的目的。

第十二胸椎「驚蟄」
每年3月6日前後（2019年驚蟄時間是3月6日 清晨5點09分）

驚蟄是萬物甦醒、花開春暖的季節，也代表這季節的病毒、細菌是非常的活躍，這時天氣逐漸轉暖和也有春雷，驚蟄是雷鳴之聲。春耕即將開始，氣溫是回暖的，在地底下蟄伏的所有動植物開始慢慢甦醒，人的新陳代謝也開始變得活躍起來，此時正是加強鍛鍊體質的最好時機。

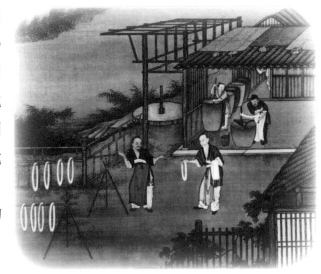

第十二胸椎靠近腎、大腸與泌尿系統，排便、皮膚病、牛皮癬甚至水腫問題都與第十二胸椎有關係，可透過驚蟄節氣來調整第十二胸椎緊繃黏連的筋脈。這節氣體內的肝、膽經脈的經氣最旺盛和活躍，人也就會變得煩躁不安，為防止舊病復發、增強體質、提高抗病能力是調理身體的最好季節，陽氣上升開始調節血液循環滋養身體健朗起來。

第十二胸椎打氣脊療，一起這樣做

我們可以使用「電能矯正椅」、「矯正氣球」協助啟動身體的自癒功能，用自己的力量輔助大腿肌肉拉筋，釋放股四頭肌（股外側肌、股直肌、股中間肌、股內側肌等四塊肌肉）與釋放大腿後側肌肉群（股二頭肌、半腱肌、半膜肌等），「矯正氣球」輔助大腿前後肌肉彼此取得平衡。

一起操作「第十二胸椎打氣脊療」：

步驟 1：強化腰肌

身體仰躺在地板上、屈膝，背脊骨打直。拿「矯正氣球」或「正丹球」，放在第十二胸椎對過來的任脈的「上脘」、「中脘」、「下脘」趴著，放一顆、兩顆。一邊吐氣一邊腹部拉筋，雙膝併攏，將兩膝慢慢拉近至胸前。利用腹部、臀部、雙腳的肌肉，將膝蓋往上伸直維持 5 秒。最後將雙腳慢慢放下，回到原來仰躺的姿勢。用身體力量拉筋伸展，胸椎就可以歸位放鬆。操作 2 分鐘。

步驟 2：強化髖關節

　　前後跨步扭轉上身，右腳前、左腳後站立，雙手上舉推牆，或雙手持「健行棒」兩端，高舉過頭。可以改拿任何好握的長條狀物品。雙手伸直，將上半身往右側扭轉。左右腳前後交換，再往左側扭轉。共操作 2 分鐘。

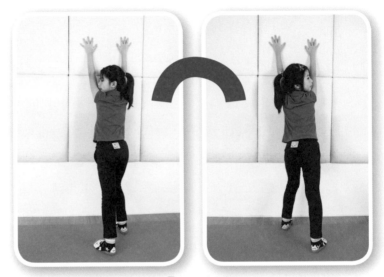

第十二胸椎，食氣第十九方「蘆薈汁」

　　驚蟄吃的食物是要健脾益胃，推薦蘆薈。類似胃裡黏膜液，在最早期的古埃及文明，就有記錄用蘆薈治療皮膚病、皮膚敏感、曬傷、養顏等。

　　本草綱目記載，蘆薈是無毒、微寒。可以治療熱風、煩躁，眼睛要明亮起來或是有關於癲癇症都有幫助。對於肝臟、腸胃也非常好，可以潤腸、潤便，對抗腫瘤、皮膚病也有幫助。

製作「蘆薈汁」：

　　食材準備：蘆薈葉 1 片，蜂蜜 30g，水約 200cc

　　製作方法：萃取蘆薈葉內的凝膠。首先需要該株蘆薈已超過兩年了。用刀切開蘆薈葉，並用湯匙刮取裡面的透明蘆薈凝膠。用清水沖洗不必要的廢棄物質。待凝膠乾淨後，將凝膠與水放入果汁機中攪打充分混合。加點蜂蜜來增加甜味，可添加冰沙或檸檬汁即可享用。

　　小叮嚀：1. 不要喝太多蘆薈汁，以避免不良反應。2. 把新鮮蘆薈汁直接塗在臉上以達美容效果是錯誤的。新鮮蘆薈汁直接塗在皮膚上會刺激皮膚引起皮膚過敏的不良反應。

【驚蟄處方】

　　驚蟄節氣是全年氣溫回升最快的節氣，春雷始鳴，驚醒了蟄伏在地下冬眠的昆蟲。萬物復甦就要早睡早起，散散步，打打經絡拳，早晨用熱毛巾疏肝。搓搓胸椎，將毛巾沾水後放入微波爐，約 42 度的熱毛巾，建議可以先熱好 4 條，每隔 3 分鐘換一條使用。早起或睡前搓一搓胸椎呼吸伸展，氣血流通順暢就會覺得心情特別愉快。

　　疏肝可以調理心智改善脾氣，肝臟受到保養改善，腸胃也照顧到了。第十二胸椎是趴著就可以拉筋成功，趴著調整休息後就喝一杯「蘆薈汁」，終身學習一定可以給自己帶來美好的感受。

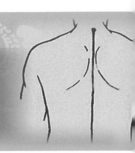

24

「雨水」矯正第一腰椎，
食氣第二十方「黨參粥」

第一腰椎出問題是由於大腿肌肉過於緊繃或坐姿不良所導致。可同時打氣增加髖關節和大腿肌肉的肌力。當腹肌有力產生腹內壓，就像一件天然束腰保護腰椎。腰椎弧度簡單測試法：身體靠牆站立，將手伸到腰後，如果手可以輕碰觸到腰部表示正常。

第一腰椎「雨水」
每年2月19日前後（2019年雨水時間是 2月19日 早上7點03分）

「雨水」、「穀雨」、「小雪」、「大雪」都是降水的狀態，這「雨水」節氣雖然天氣開始變暖，會有回春寒的現象，溫度偶爾會出現偏低，身體弱的人要特別注意一下溫度變化。

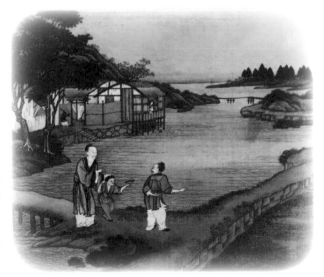

「雨水」節氣所對應的是第一腰椎，在身體反射出有時腰椎會痠痛。第

一腰椎的壓迫，就會造成疝氣與排便、排尿、輸尿管的受阻。第一腰椎也是子宮肌瘤測試點，也就是「雨水」不來，就變成像冰雪一樣冰凍的冰塊，導致臟腑衰弱氣血也停滯了。身體經絡有阻塞，感覺是肌瘤其實並不是，肌瘤的形成發展多是能量受阻，缺乏血液動能。經絡阻塞是許多疾病的前驅症狀，「人體氣血，貴在流通」只有維持經絡氣血通暢，才能使臟腑相通達到健康狀態。

第一腰椎打氣脊療，一起這樣做

人體中最重要的承重部位不是腳也不是腿而是腰。當我們處於坐姿狀態，腿已經休息了，但是腰部還在支撐著身體重量，所以腰椎的保健也就非常重要。增加鍛鍊身體肌肉群有助於保持脊椎的動態穩定性，以保護腰背的健康。

正常腰椎弧度簡單測試法：

靠牆站立，將手伸到腰後，如果手可以輕碰觸到腰部，表示正常。如果覺得腰背將手壓得太緊，或手與腰椎之間有過多空隙，即表示腰椎弧度不正常。

一起操作「第一腰椎歸位法」：

步驟 1：放鬆坐好，雙手置於身後，上半身向後微傾，接著一腳立起來。另一隻腳伸直，並將毛巾捲好放在腳踝下，輕壓墊毛巾的膝蓋，讓膝蓋緊貼地面。大腿前側施力，將腳背往身體方向勾，維持 6 秒。相同動作

重複 6 次，再採用相同方法換腳操作。

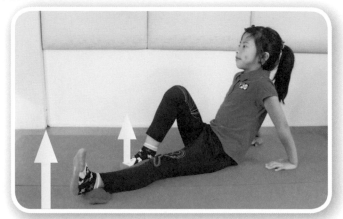

步驟 2：身體靠牆，用「矯正氣球」將脊椎兩側肌肉按壓，找出疼痛糾結的部位，按壓 30 秒到 90 秒左右，直至疼痛減緩或消失為止。按摩完後，應該配合伸展活動，以達到最好的按摩效果。

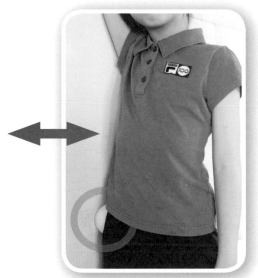

小叮嚀：把腹部核心練緊實、背肌練強勁。讓姿勢回位，腰椎弧度自然正常。雙手上舉，身體靠牆，用「矯正氣球」按壓肩胛骨，腹部的收縮

動作，腹部、臀部、大腿用力，收縮再收縮 42 秒，第一腰椎就活化了。

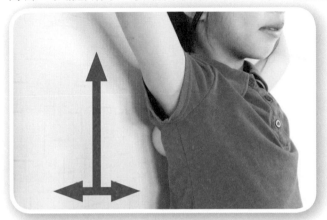

第一腰椎，食氣第二十一方「黨參粥」

　　春天多吃粥，有胃酸分泌過旺或不足的就要用黨參，可以降低胃蛋白酶活性太強化而導致的胃潰瘍，也能補血、降血壓，可以擴充血管、消血堵塞物質，從而對冠心病以及心血管疾病者有一定的改善預防作用。同時有造血再生，在感冒可食用一些黨參，能補中益氣、增加抵抗力。春天到了就要多吃粥，但要適合自己的體質及當下的狀況做調整。

　　小叮嚀：有牙齦萎縮、嘴唇泛白、皮膚乾燥、頭髮沒光澤的人，可食用「黨參粥」。當身體氣弱而產生心悸，就加黃耆一起熬煮。

　　黨參：養血，補中益氣、健脾益肺、養血生津，預防腸胃疾病，胃潰瘍、胃出血、十二指腸潰瘍，胃酸分泌不足或是過旺，降低緊張者胃蛋白酶的活性等效用。

黃耆：具有補氣升陽、益衛固表、利水消腫、內傷勞倦的作用，適用於一切氣衰血虛之症，是補氣的第一位，從古至今中醫有效果的離不開黃耆。

製作「黨參粥」：

食材準備：黨參 15g，紅棗 5 顆，二十二穀米 50g，或體弱者用糯米 100g，濕氣重者用薏仁 100g。搭配生薑少許或黃耆 15g，枸杞少許，紅冰糖或三七鹽少許。

製作方法：1. 熱水燜泡黨參取汁，黃耆小火濃煎取汁。2. 黨參水及黃耆水加二十二穀米、紅棗放入陶鍋中熬煮，起鍋前加少許的紅冰糖或三七鹽以及枸杞，即完成「黨參粥」。

禁忌：若有口腔潰瘍是熱症不加黃耆，陰虛陽盛者忌服黃耆。中藥也是藥，食用前必須先瞭解個人的體質做判斷調整，「亂補」容易造成「雪上加霜」及「火上加油」的反效果。

【雨水處方】

雨水節氣，氣溫回升雨水多，濕氣重，養脾很重要，要多按揉脾經。日常飲食可以多吃一些血管的清道夫，像燕麥、芹菜、茄子和洋蔥等蔬菜，幫助我們疏通血管，維持我們的心血管健康。雨水節氣前後，萬物開始萌動，太陽是生命的起源，得陽則生，難得的陽光高掛時，人的陽氣隨之上行，就須養陽。平常多走路，到郊外看看青山、看看花草、抱抱大樹，將大自然中的氣融入磁場，對養肝、養心、養脾有很好的助益，也是很好的生命活動原動力。

其實除了自己之外，沒有任何人能阻止你往美好的方向前進，因為本來就有好念相在心念裡，只是沒察覺被封存了。在塑造自己念相，很清楚知道「自己能創造美好的外在春天」。

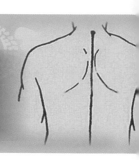

25
「立春」矯正第二腰椎，
食氣第二十一方「咖啡飲」

「光能咖啡豆」是經過太陽能量所啟動的咖啡豆。推薦吃法：「光能咖啡豆」含在口腔裡面兩分鐘，吸取能量後把它吐掉，或咀嚼後喝一杯水吞食，咖啡渣可以清腸，完全不會感覺到咖啡的苦味。我們在爬山、散步走路、打經絡拳時，可以口含兩顆到三顆咖啡豆。

第二腰椎「立春」
每年 2 月 4 日前後 (2019 年立春時間是 2 月 4 日 中午 11 點 14 分)

一年之計在於春。立春就像獲得重生，古云：「百草回芽、舊病萌發」。所以春天代表舊病復發的開始，很多疾病到了春天溫暖時，把冰凍已久的疾病釋放出來，春天是疾病多發的季節。肝炎、肺炎、哮喘或是經常感覺有痰、心血管疾病，都需要透過

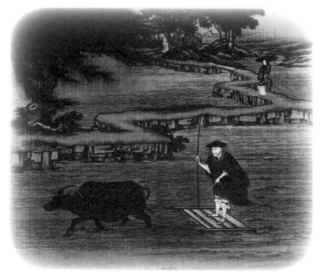

立春節氣養生來獲得身體所需的能量，預防疾病的發生或改善。

立春，伸懶腰：

把氣血循環轉變新鮮血液送往四肢。養肝就須疏筋，可用吹風機吹一吹內側脾經、肝經、腎經，再到肺經、心包經、心經。洗完澡後，用吹風機把身體循經吹熱，塗抹上保濕乳液，再做伸懶腰伸展，使身體維持順暢舒服。

立春，疏頭筋：

春天怒髮衝冠，提議你抓抓頭髮，把頭髮往上拉一拉、抓一抓稱為「疏頭筋」。只要睡前順手抓抓頭髮，會牽一髮而動全身，不僅能輕鬆舒緩頸部僵硬幫助睡眠，還有矯正頸椎、消除眼睛疲勞與暈眩的功效。

小叮嚀：用熱水來泡泡腳，泡腳可以祛寒。「祛寒」在立春後把冬天的寒邪、寒氣釋放掉，泡腳有生發陽氣的特質。泡腳後頭皮會發汗是很好的祛寒邪效果。

第二腰椎打氣脊療，一起這樣做

「筋膜球」從內側推一推可降低脊椎骨兩側肌群的壓力。拉開椎間盤之間的空隙，讓坐骨神經的壓力降低。

一起操作「第二腰椎歸位法」：

步驟 1：身體躺下膝蓋彎曲，呈現出「4」姿勢，用熱風機吹一吹，翹腳形成「4」姿勢，雙手繞到膝後方，將兩隻腳抱上來靠近胸腔的位置，左膝做一次，右膝做一次，每一次維持到頂部靠近胸部的部分，再擠壓 20 下左右。兩邊拉一拉就會達到平衡。

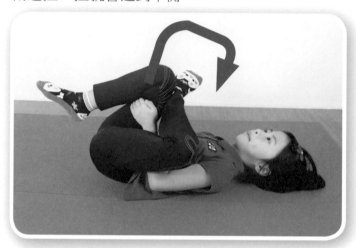

步驟 2：身體仰天躺在床上，「矯正氣球」就放在第二腰椎，用腹部力量抬起下背部，抬起來的時間維持 20 秒，再慢慢放鬆下來，兩腿繃直放鬆下去，這效果是很不錯的。動作重覆做 5 次左右。

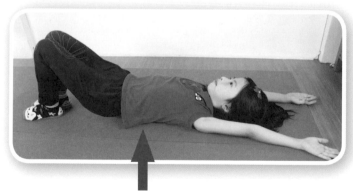

步驟 3：雙膝收向胸前，把雙膝抱起來向胸前靠攏，讓下背維持圓形的狀態，好像回到子宮區塊裡。

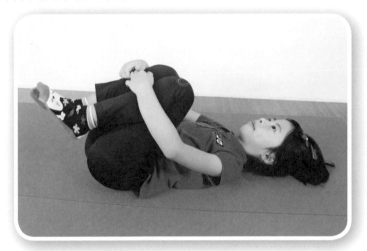

小叮嚀：操作完畢起身走路看看，兩腳有沒有左右平衡，這是簡單的腰椎自我矯正技術。

第二腰椎，食氣第二十一方「咖啡飲」

立春後促進新陳代謝是「咖啡飲」。咖啡豆含有一定的營養成分，咖啡豆的菸鹼酸含維生素 B，經過烘培後含量更高，並有游離脂肪酸、咖啡因、單寧酸等，對人體健康有正面助益，咖啡因可以啟動身體的活力，立春節氣甦醒身體需要「咖啡飲」啟動身心。吃黑色食物可補腎，黑咖啡只要不加奶精、糖，可以促進身體代謝機能、活絡消化器官、消除疲勞、活血化瘀並可預防膽結石等功效。

「咖啡飲」：「光能咖啡豆」研磨成粉經過沖泡後飲用。可以促進人

體心血管的循環，有助於抗衰老、抗癌，經常飲用可以容光煥發、光彩照人，甚至防止心血管疾病的作用，其保健功能可以與水果和蔬菜媲美。

禁忌：每天超過 4 杯的過量飲用，會影響骨質密度。較年長的女性，一天最好不要超過 2 杯。平均每杯咖啡只會增加 2 至 3 毫克鈣的流失，如果喝咖啡添加純牛奶可以彌補鈣流失還綽綽有餘，所以拿鐵咖啡適合五十歲以上的中年女性。

推薦吃法：「光能咖啡豆」含在口腔內 2 分鐘，吸取能量後把它吐掉，或咀嚼後喝一杯水一同飲下，咖啡渣也可以清腸，完全沒有感覺到咖啡的苦味。爬山走路、散步、打經絡拳時，口含 2 顆咖啡豆，「光能咖啡豆」是經過太陽的能量所啟動的咖啡。

小叮嚀：

1. 咖啡豆過度烘培後，形成二 A 等級致癌物質，丙烯醯胺是褐變反應，細胞植物性物質被燒焦因而具毒性，因低品質的咖啡豆和烘培過程中烘烤焦是產生毒性致癌的原因。

2. 選擇好的咖啡生豆，並使用高水準的烘培技術所烘培出的咖啡豆，可以為我們的健康把關。

3. 要辨別出已烘培咖啡豆品質較佳，確認方法是把咖啡豆放入口中嚼碎嚐嚐，咖啡風味越像水果茶味道越好，爽口的酸感和甜苦味在口腔內愉快舞動。

【立春處方】

　　立春到來代表冬天結束了，鳥語花香春天的開始，春天代表著溫暖成長，自然萬物的甦醒就在立春開始。從這天開始，天氣慢慢轉溫暖、萬物甦醒，一年的健康就從立春開始。養生從第二腰椎開始，使自己的精神情志與大自然相應，踏春旅遊、梳理身心、活絡腿部、疏理頭筋，皆是養生養心的開始。

　　這季節因為氣候從冷到開始變溫暖，有時候冷與熱之間無常，對免疫力差的老人、小孩或是心血管疾病、呼吸道、腸胃弱的人都需要注意防病。春天開始，有空到戶外曬太陽、喝黑咖啡。曬太陽補鈣，喝咖啡降低焦慮、心靈充電。心情鬱結時就喝一杯咖啡消除鬱悶，心平氣和樂觀，使肝臟氣滯、血瘀獲得紓解。

　　立春生活「春」意盎然，心情「春」風滿面。經絡拳邀請讀者喝一杯「光能咖啡」消除疲勞容光煥發。

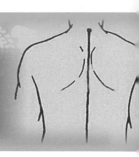

26

「大寒」矯正第三腰椎，
食氣第二十二方「薑紅茶」

節氣養生應以固先天之本，護後天之氣為主。腎是先天之本，生命之根。腎氣充足，代謝能力強，人的衰老速度會緩慢。脾胃是後天之氣，又是氣血生化的源頭，人體生命活動所需的營養物質都是靠脾胃供給。所以大寒節氣養生要以鞏固脾腎為重點。

第三腰椎「大寒」
每年 01 月 20 日前後（2019 年大寒時間是 01 月 20 日 下午 4 點 59 分）

大寒季節是第三腰椎。大寒就像是更年期，節氣收尾過程，能量不夠而收不起來，就有漏尿狀態，當荷爾蒙不足就是陽虛。陽氣不足的人，常感覺冷風刺骨就是腎陽虛。男女都有的更年期就是腎陰虛。

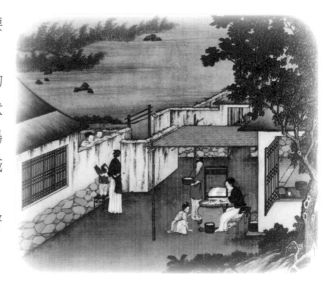

　　腎陰虛和腎陽虛如何區分？腎陰虛是腎陰不足、虛火內擾，會有虛熱的現象，口燥咽乾、潮熱、心煩熱、盜汗等。腎陽虛是腎陽虧虛、功能衰退，會有虛寒的現象，四肢寒冷畏寒、精神萎靡、陽痿、性慾減退、腰膝痠軟等。

　　陽氣不足的人，身體好像長期處在大寒狀態，就像家裡二十四小時開冷氣吹到腰痛、腹痛。陰道鬆弛的脫垂現象，時間久了全身腹腔下垂、脫垂含直腸下垂。荷爾蒙不足更年期會更加嚴重，骨盆骶收縮力不足、控制力不夠會不自主產生頻尿、漏尿的狀態。

　　月經不順、生殖器疾病、坐骨神經疼痛是第三腰椎所引發的。一般腎陽虛對人的影響比腎陰虛大。雖然人體內陽是主要、陰是次要，但陰陽互為根，所以腎陽虛和腎陰虛不是截然分開的。倘若腎虧到一定程度往往陰損及陽，陽損及陰。所以補腎時一定是兩者兼具。

第三腰椎打氣脊療，一起這樣做

　　怎樣鍛鍊骨盆骶肌，「第三腰椎打氣脊療」鍛鍊力量，收縮膀胱機能達到最好狀態。

操作「第三腰椎打氣脊療」：

　　步驟 1：正躺膝蓋屈膝，「矯正氣球」擺在膝蓋兩側擠壓往上推，抬臀時要縮臀，讓臀部慢慢抬上來，往上停 5 秒鐘、下來放鬆，上下之間這

樣的動作擠壓 3 回。臀部要夾緊往上推，就在鍛鍊本身的骶部，因為這地方會讓第三腰椎獲得改善。同時也可以再強化，就是讓臀部離地，讓後背腰部往上抬高，在大腿內側與膝蓋間夾一顆球，變成一條線，拉到最高，讓臀部離開越高越好。左右雙腳慢慢各做 20 次為 1 組，一天共 3 組。

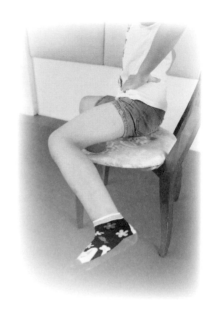

　　步驟 2：坐在椅子上，將單腳抬起雙手緊抱膝蓋，腋下夾緊。用手抱膝蓋用力拉近到胸部，腳力與手力平衡並向前方伸直下壓，另一隻腳做相同運動。要慢才能達成平衡，小心不要用力過度。保持縮肛、縮臀狀態，鍛鍊一陣子後，盆骶肌有力、陽氣好。雙腳各做 30 次為 1 組，一天共 2 組。

第三腰椎，食氣第二十二方「薑紅茶」

　　寒冷的大寒節氣，飲食應遵守保陰潛陽的原則。大寒時節是感冒呼吸道傳染性疾病的高發期，應適當吃一些溫散風寒的食物。最好的配方是老薑母與紅茶，祛除身體的寒氣加速新陳代謝。「薑紅茶」可活血暖胃消除體內的寒氣，降低膽固醇、利尿、消水腫與幫助消化，可以促進血液循環、提高代謝機能、燃燒脂肪，減肥瘦身效果明顯。

製作「薑紅茶」：

食材準備：老薑母與老薑各 50g，紅茶可採用日月潭紅茶或尼泊爾紅茶各 25g，水量 3000cc 一起熬煮。（老薑母產期是一年半左右，老薑產期是九個月左右）

製作方法：1. 把老薑母與老薑洗淨瀝乾，磨成泥備用。2. 紅茶用熱水沖泡，燜 5 分鐘後濾出紅茶水。3. 直接把老薑泥放在紅茶水裡面泡著，燜 10 分鐘後再過濾出來，就是最好的「薑紅茶」。4. 可加紅冰糖或黑糖，依個人喜好。

小叮嚀：

1. 預防流行性感冒，早晨可用「薑紅茶」來漱口、刷牙以袪除寒氣。

2. 在早上喝一杯「薑紅茶」，能迅速開啟減肥按鈕，升高體溫提高代謝。

3. 「薑紅茶」可去油脂、幫助消化、減肥與抗老化。

4. 冬天容易手腳冰冷、寒性體質的人，可每天持續的飲用。

5. 沐浴前喝「薑紅茶」可促進排汗與利尿。易失眠的人睡前勿飲用。

6. 月經期間、孕婦、哺乳期婦女以及體質較熱的人不適合飲用。

7. 牛奶性微寒，減其寒性可加入「薑紅茶」做成紅茶拿鐵，補充蛋白質與鈣。

【大寒處方】

　　大寒是二十四節氣中最後的節氣，寒到極點。開始要除舊佈新準備年貨，仍然是冬令進補的好時機。幫助身體祛寒增加溫熱感，當感覺冷風刺骨時，就代表大寒季節來了，因此養生保健非常重要。

　　大寒節氣是接近小年，充滿歡樂喜悅的氣氛，除夕、過年、尾牙祭就在大寒與立春季節。從準備年貨開始，小年開始迎神納福，準備過新年，此期間喝「薑紅茶」最好，全家人與全公司喝「薑紅茶」，也代表準備要過溫暖的一整年了。「薑紅茶」同時也是男女更年期、春節期間都需要的溫暖茶品。

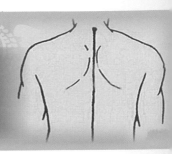

27

「小寒」矯正第四腰椎，
食氣第二十三方「牛肉湯」

生命在於活動。「冬天動一動，少生病一場，冬天懶一懶，多喝藥一碗。」說明冬天鍛鍊的重要性。在冬季更需要堅持鍛鍊「經絡拳、食氣養生、矯正脊療」，以取得養肝補腎、舒筋活絡、氣脈暢通，進而加快血液循環，增加大腦氧氣的供應量，提高積極學習的效率。

第四腰椎「小寒」
每年 01 月 05 日前後 (2019年小寒時間是 01 月 05 日 晚上 11 點 38 分）

小寒季節冬藏養生，寒代表陰邪「血遇寒則凝」，身體血液易凝固不暢。中風或高血壓、動脈硬化等心血管疾病者都要注意，小寒節氣除了食補外可用艾灸放鬆人體經絡筋膜。

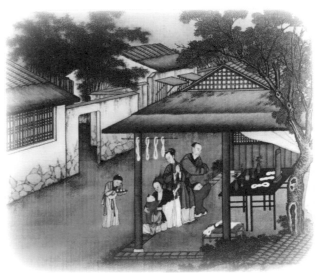

經絡筋膜本身是有水分的，寒涼時易缺水，產生扭曲黏連。天氣越寒冷

時，筋膜失去水分會萎縮僵化，肌肉的活動會變差。經絡的氣血不夠而導致淋巴循環差，甚至阻塞堆積很多的廢物形成所謂的浮腫。

艾灸熱療最快速的地方就是艾灸「神闕穴」。在肚臍的位置是五臟六腑的根本，是連接人體先天與後天的要穴。艾灸「神闕穴」益氣補陽，每天一次，每次 20 分鐘。讓五臟六腑活絡起來。灸療過程化解寒涼感，經絡筋膜緊繃狀態可被放鬆。尤其在小寒季節，艾灸是很好的。

第四腰椎打氣脊療，一起這樣做

第四腰椎位於腸骨稜的上緣，常感到痠痛是腎氣不足的象徵。在第四腰椎這位置，有最大的神經「坐骨神經」。這裡像樹根一樣，從「髖關節外轉肌」散開往下延伸控制下半身，因此所有行動的力量都是由這裡開始。

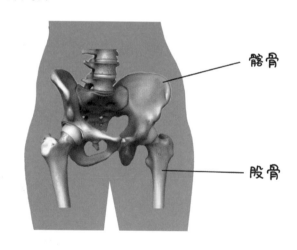

髂骨

股骨

坐骨神經由腰椎第四、第五節，加上薦骨神經組合成一大束。坐骨神經範圍大，先按壓神經節腿後面的「委中穴」，腳踝兩側的神經頭，輕輕摸就很痛或腫脹便是坐骨神經痛。

髖關節外轉肌是否柔軟，趴地測試法：

1. 身體躺平趴下，單腳膝蓋抬起，同時舉起同側的手去抓腳跟。

2. 將膝蓋向外扳開，若打開超過 45 度，就表示髖關節外轉肌足夠柔軟。

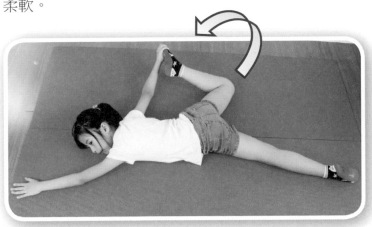

操作「第四腰椎打氣脊療」：

　　步驟 1：「準備蹲下」按摩足內踝與外踝，外踝膀胱經、內踝腎經，蹲下來把後膝頂著，腳五趾抓地，足踝內彎外彎微微往前走，讓內踝旋轉順時鐘逆時鐘各轉十圈，能旋轉活化第四節腰椎。

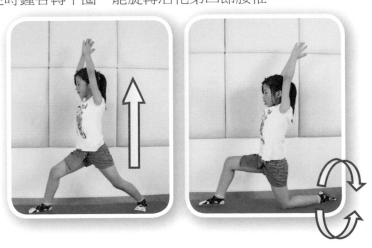

步驟 2：「準備跑步」右腳在前，左膝膝蓋著地，抬起上半身，將雙手輕放於右大腿上 ，注意右膝在腳趾後方，保持姿勢 42 秒，感受左側髖屈肌的伸展 。再換一邊延伸進行。

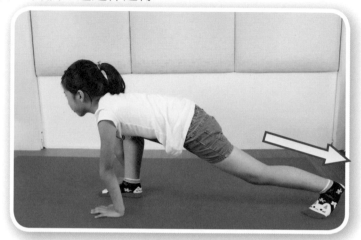

第四腰椎，食氣第二十三方「牛肉湯」

寒冷的節氣也是「陰邪」最盛的時期，因此在飲食上建議多食用溫熱食物來補益身體。牛肉能補中益氣、強筋健骨。也可食用羊肉補血益氣、溫中暖腎，治寒冷。

牛肉湯屬強補，特別喜歡吃牛肉的人通常個性有張力、做事有能力。當我們的生命裡喜歡吃什麼，靈魂裡有一定的渴望。若不想吃牛肉湯，改羊肉湯，雞肉湯也可以。

製作「牛肉湯」：

　　食材準備：牛肉、牛筋或半筋半肉 1200g

蔬菜湯底：洋蔥一顆，馬鈴薯兩顆，白蘿蔔一根，紅蘿蔔兩根，西洋芹菜三根，高麗菜半顆，青蔥四根，蒜頭 5 顆，黑豆 100g，生薑 20g，月桂葉 3 片，鹽適量。

調味料：玫瑰鹽，黑胡椒或丁香，黃芥末醬。

製作方法：

1. 牛肉需要汆燙，配合米酒，汆燙好後切一下，牛肉切大塊，不要切太小。

2. 先在平底鍋用橄欖油煎出肉香，煸炒洋蔥、薑、青蔥、蒜頭。

3. 放進陶鍋，並放入黑豆、馬鈴薯、白蘿蔔、紅蘿蔔、西洋芹、月桂葉、高麗菜 (高麗菜半顆下去吸附牛肉湯不用切，完成後切)，一起小火熬燉 3 小時，這樣熬煮出來的味道是最好的。

4. 起鍋後加適量鹽巴。熬燉 3 小時後可把牛肉撈起來切一切，牛肉直接沾著調味料吃，沾玫瑰鹽、黑胡椒或黃芥末醬。在小寒節氣就要做牛肉湯料理。

小叮嚀：

1. 牛肉有補中益氣、滋養脾胃、強健筋骨、消水腫、除濕氣、改善筋骨痠軟等功效。

2. 牛肉富含蛋白質和鉀、維生素 B_6、維生素 B_{12}、鐵質、鋅、鎂、胺基酸等元素，脂肪含量低對增長肌肉、增強力量特別有效。

3. 牛肉不但可以強筋健體、提升人體免疫機能，牛肉中的鎂還可以提高胰島素合成代謝的效率。

4. 牛肉比豬肉更接近人體所需，對生長發育的孩童以及手術後、病後調養，補充失血和修護組織特別適合。

5. 寒冬食用牛肉、羊肉有暖胃的作用，為寒冬補益佳品。

羊肉湯：做法同上。羊肉湯多加當歸 2 片，黨參 30g，黃耆 50g，紅棗 5 顆，枸杞 30g。羊肉需要黨參、當歸、黃耆等補充藥引。羊肉有禦風寒、溫補氣血、補腎壯陽、養肝等功效。

【小寒處方】

小寒是一年中最冷的節氣之一，此時在起居上可經常叩齒，叩齒吞津有益腎、固腎之功。冬夜睡前最好用熱水泡腳，按揉腳心以助腎中陽氣升發，消除疲勞。養生若能做到「行不疾步、耳不極聽、目不極視、坐不至久、臥不極疲」，就可以預防疾病，利陽氣生長。

當天氣寒涼，身體最需要的就是不斷地「向上提升」。白天曬太陽雙腳「湧泉穴」要適當踩氣、踏地同時拍拍手，要多動但不要活動到流汗。就是輕微的用末梢拍手以及「湧泉穴」的踏腳。這樣踏踏腳、拍拍手以及叩齒來增加循環。當臟腑安和經絡通暢就會感覺精神舒暢，全身安寧放鬆充滿活力。

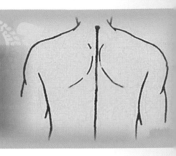

28 「冬至」矯正第五腰椎，食氣第二十四方「補骨湯」

腰椎的基礎骨骼是骨盆，骨盆是由左右髖骨、骶骨、尾骨所組成。在人體活動中腰的穩定性非常的重要，人體基座骨盆失常必然給身體帶來不良影響。腰是腎之腑，強腰就要強腎，冬令進補可以使營養物質易於吸收蘊藏，轉化儲存能量就可以適時增加身體活力幫助禦寒與增加抵抗能力，滋補陽氣「補骨湯」必不可少。

第五腰椎「冬至」
每年12月22日前後（2019年冬至時間是 12月22日 中午12點19分）

人在老化的過程，年齡在四十五歲以上就進入到退化期，骨質增生容易形成，通常活動力高的地方，頸椎、腰椎、膝關節和腳部最容易形成骨刺，第三、四、五腰椎骨質增生最常見。

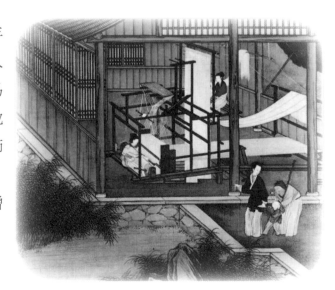

椎間盤是兩個相鄰椎骨之間的軟骨所連結。骨頭雖有堅硬的部分覆蓋，中間仍是有著血管和髓液通過，而從骨頭裡分泌的荷爾蒙，透過振動打氣給予骨頭適度刺激時，骨鈣素會從骨頭大量釋放輸送到全身，具有活化器官的作用。

我們在日常生活和工作中，長期腰部用力不當、經常彎腰提重物、姿勢不正確等，腰部長期慢性勞損都容易形成腰椎間盤出問題。骨鈣素是骨形成的主角，骨鈣素減少骨質增生容易形成，因此要趕緊「打氣脊療」。

第五腰椎打氣脊療，一起這樣做

骨鈣素是維持骨的正常礦化速率，抑制異常結晶的形成是反映骨代謝狀態，還反映著骨細胞活性、骨形成情況。「打氣脊療」可以透過手療、氣療、功療來維持骨鈣素的正常運轉。

操作「第五腰椎打氣脊療」：

步驟 1：盪鞦韆。把「筋膜球」放在臀與大腿之間的糾結處，盪鞦韆踢腳，前後左右各踢 6 回，拿一顆球單邊做，再換一邊。腳抬高，手掌搓熱膝蓋改善膝關節疼痛，同時按住膝蓋不動，前後左右擺動，後腰壓迫的第五節就會放鬆，操作上要加以感受。左右交替 50 下為一組，一日 2 組。

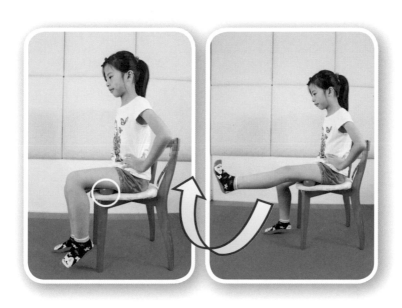

步驟 2：墊腳尖。用腳尖原地踏步，腳尖與頭部成一條線，手放牆壁面把腳尖再墊高，靠著牆壁面就不怕跌倒，練習 5 分鐘，降低骨頭重量的負荷，有效的刺激所有骨頭的活力。這是腰椎、頸椎骨刺自我復健的方法。

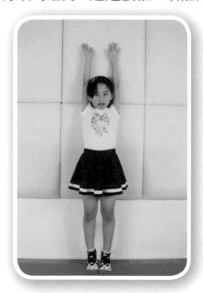

步驟 3：扭轉腰。腳肩同寬，雙手放後腦，背肌打直。將左膝抬起至肚臍高度，用右手手肘去點膝蓋。換邊，將右腳膝蓋抬起，左手手肘去點膝蓋，反覆來回約 20 次。上半身扭轉，側腹收緊扭轉腰部後，手與腳的位置要確實回到原點。

小叮嚀：久坐者。臀大肌黏連從大腿到膝蓋容易黏連，腰椎第五節往下拉扯，容易形成腰痠背痛。第五腰椎復健，平常就需要坐在「筋膜球」上，放在大腿後方任何位置，座位的高度要讓兩腿離地 20 公分左右，單腿旋轉或是足拇趾相碰繞圈圈，向外轉圈圈 10 圈、向內轉圈圈 10 圈，足拇趾相碰 20 下。放鬆後腰痠背痛會舒緩。

第五腰椎，食氣第二十四方「補骨湯」

有氣血不足、風寒濕邪、肝腎虛虧、經氣不通暢的人，可多飲用補骨湯。補骨湯可以促進睡眠、改善大腦功能、促進組織再生等作用。

製作「補骨湯」：

食材準備：香菜 150g，西洋芹菜 300g，蘋果 1 顆，洋蔥 2 顆，紅蘿蔔 1 根。豬骨、牛骨、雞骨各自酌量。

製作方法：

1. 豬骨、牛骨、雞骨可以單獨熬煮也可搭配兩種骨頭熬煮做成高湯。熬煮雞骨頭 30 分鐘，熬煮豬骨頭 40 分鐘，熬煮牛骨頭 50

分鐘左右，基本上不用魚骨頭，因海洋重金屬多。

2. 補骨湯要好吸收，需要蔬菜高湯。香菜、西洋芹菜、紅蘿蔔、蘋果與洋蔥，把五大元素切成片狀、塊狀，放在電鍋熬煮，蔬菜多少量就加入多少水，電鍋熬煮 2 小時，西洋芹菜、香菜用熱水汆燙一下，紅蘿蔔用橄欖油先炒過，再一起熬煮。

3. 補骨湯兩種材料要分開熬煮，骨頭熬煮成骨頭湯，蔬菜熬煮出湯底，兩種混和一起提升味道，對一般身體虛寒的人很有幫助。

小叮嚀：

1. 骨去血水要從冷水就下鍋，因冷水才會完全去血水。熬骨頭湯需要加入米酒和薑去除腥味。

2. 讓湯頭更香，骨頭用烤箱烤過香味就會更濃，這叫梅納反應。

3. 帶骨頭的食材，要先用水煮過，把表面黏液處理掉，否則會形成雜質、泡沫影響到湯頭。

4. 任何肉類或帶骨頭的食材，勿過早加入鹽，會使蛋白質凝固阻礙肉或骨頭的鮮味成份擴散。

5. 補骨湯豐富的膠原蛋白，是美容養顏聖品。因為膠原蛋白是保持皮膚彈性的重要營養素。

6. 補骨湯含有膠原蛋白、軟骨素、胺基葡萄糖可以改善關節健康，其中明膠甘胺酸、脯胺酸、精胺酸可以增強免疫力抗擊炎症。

7. 補骨湯具有添骨髓、增血液、減緩衰老、提高免疫力的保健功效。

【冬至處方】

　　每一年的冬至是陽氣的開始陰氣之至，一整年中白天最短黑夜最長的一天，這一天陰氣達到頂峰，陽氣衰弱不足，過了冬至後，白天逐漸一天天變長，陰陽消長的關鍵點。

　　冬至是養生的大好時機，氣始於冬至，從冬天開始人們活動力開始增強，所以冬至進補，儲存能量增加抵抗力，春天就可以少生病。「節氣養生」有助於我們維持精力旺盛、促進新陳代謝、增強身體機能，達到身心喜悅的目的。

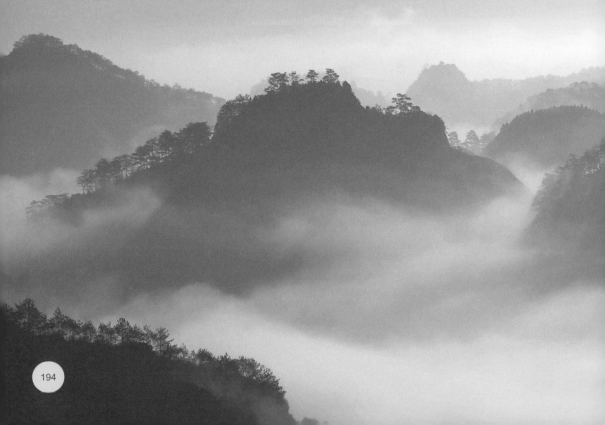

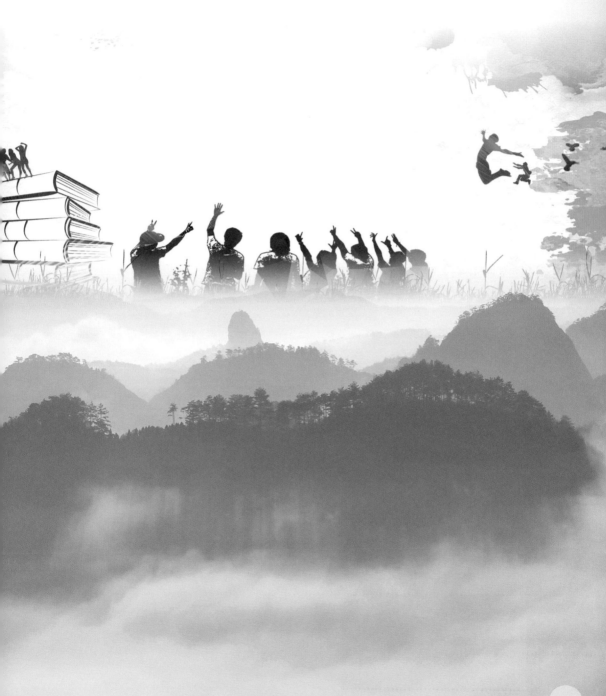

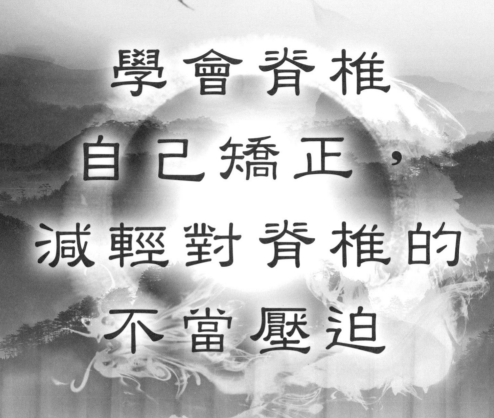

學會脊椎
自己矯正，
減輕對脊椎的
不當壓迫

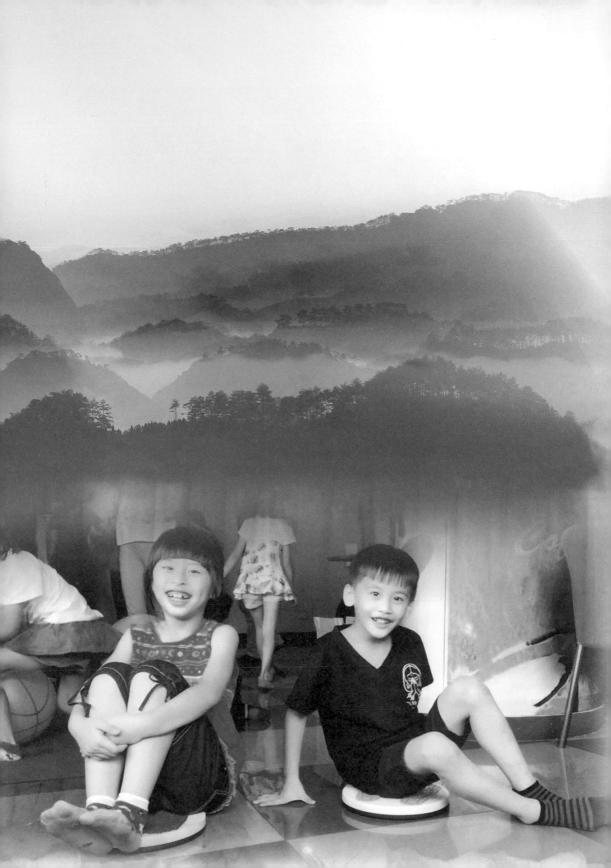

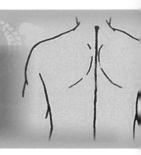

29

脊椎最後一節「薦椎尾椎」
尾骨疼痛怎麼治？

　　坐的人很自然會把力量放在腰臀，對於脊椎的負擔很重，容易在尾椎骨形成筋骨傷痛。

　　人類走路越來越少了，尾椎骨逐漸不需要用到就容易萎縮。攝護腺、髖骨關節發炎、腳踝發炎都與尾骨有關係，包含痔瘡、便祕、直腸癌等也與骶骨有關係。

造成尾骨疼痛的原因

　　尾椎受到擠壓時局部疼痛加重。尾骨疼痛以女性為多，由於女性尾骨和男性尾骨位置結構的差異。當我們坐着時，男性主要由髖骨下面的部分即坐骨結節來承受重量，女性骶骨較寬較短，前傾弧度較男性小，則更多由尾骨來承受一部分重量。女性懷孕後盆骨韌帶比較鬆弛，尾骨在生產時容易移位，因此女性更容易尾骨痛。

　　當我們正常坐着，坐骨結節承受大部分重量。如果身體後傾時，尾骨承受的重力增加，長時間可引起局部韌帶鬆弛產生尾骶部疼痛。另外坐姿不正確會導致尾骨生理弧度改變，尾骨生理弧度改變，會造成尾骨不穩定或變形而產生疼痛。

審視自己的尾椎是否失去自然生理曲線？

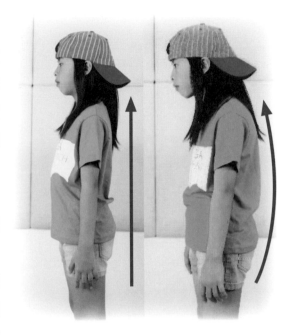

身體嚴重前傾，嚴重駝背、僵直或過度前傾。我們用一根直線把身體前後一分為二來看，前後是不平衡的，骨盆會呈現不同的角度，骨與關節所承受的身體重心就會不均勻。

健康姿勢：從身體側面來看，頭頂、耳朵、肩峰、手肘、膝蓋、腳踝等連成一條直線，前後是平衡的這才是健康。從背面看一下，頭頂、後腦、脊椎連成一條直線，一分為二，兩肩相同高度，左右平衡。看一下站姿「端正」，骨盆會呈現傾斜 35 度。

不健康姿勢：彎腰時看兩手的垂度，右邊或左邊傾斜，沒在膝蓋正前方，彎下來時一邊的手會到左邊或右邊去，有的是在膝蓋內側或外側。

《脊療》解決方案：灸「八髎穴」

尾骨疼痛、婦科問題、便祕問題、失眠問題的解決方案就是灸「八髎穴」。

在這個區域進行艾灸、提捏、按揉，正是從外而內調理盆腔胞宮。八髎是支配盆腔內臟器官的神經血管匯聚之處，是調節人體氣血的總開關，務必暢達無阻。盆腔胞宮健康了，困擾女性的婦科疾病就會自然消失。

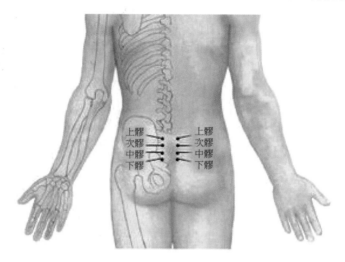

八髎是人體中的八個穴位，是盆腔所在的區域。從「八髎穴」我們可以改善身體疾病，正確的灸「八髎穴」可以治療婦科疾病，包括下腰痛、月經不調及子宮炎等。

按摩八髎可促進腰部氣血暢通，調節全身血液，疏通血氣。有月經失調、盆腔炎、子宮頸炎等問題，灸「八髎穴」則可幫助舒緩情況。

「八髎穴」：上髎、次髎、中髎、下髎各一對。直立或俯臥在床上時，在臀部肌肉上面有兩個明顯的凹陷位。「八髎穴」藏在美人窩的下方內側，骶骨所在的位置。就是把手放在腰帶稍往下找到一個圓形凸起的骨，就能找齊「八髎穴」。

《矯正運動》方案：敲一敲八髎穴

鍛鍊實虛步運動：

身體站立重心在單腳上，一隻腳踩實步，一隻腳跨虛步。兩隻腳重心互換，提練臀大肌往上收縮運動。單腳承受所有力量，就會把一邊的坐骨頂正。這鍛鍊對長期有尾骨疼痛的人非常重要。操作時身體挺直線，單側鍛鍊，只要重心在單腳，左右兩邊各重複操作 10 次左右，每次都維持 10 秒鐘。

臀大肌收縮運動：

身體站姿時，上半身挺直固定不動。右腳膝蓋打直，腳往後伸、往後踢，用後腳跟踢同側之臀部。用力時，大腿與膝蓋不需要跟著往後踢，而且用力後立刻放下，不需停留。用單腳往後去踢打同側的臀部，同時敲一敲「八髎穴」，就可以產生收縮幫助骨盆腔恢復平衡，改善後尾骨疼痛。重複 20 次後，換左腳也做 20 次。

大腿後側肌群收縮運動：

氣動膀胱經，就是大腿後側肌群，左腳呈盤腿姿勢，要伸展右腳，膝蓋伸直，坐在地板上。身體前傾，以右手接近右腳趾，直到右腳膝蓋後方有緊繃感，維持 15 秒。再一隻手去敲一敲薦椎與尾椎。注意身體前傾，腰挺直，以腹部接近大腿，而不是低頭貼近。左右交替伸展，各 10 次。

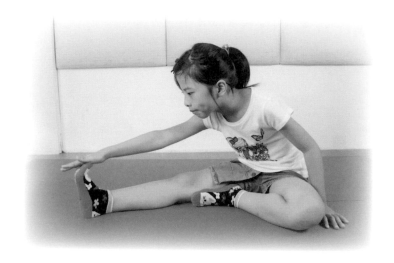

貼心提醒

　　身體坐姿，坐在坐骨上最重要的技巧。坐在椅子上，雙手放在坐骨上，坐在坐骨上的兩個骨頭點，縮肛、提臀、腿部內靠、夾緊，強化背肌往上延伸。身坐正，腰挺直，收下顎。身體坐正後，用挺直的背起身，這樣子對脊椎是最輕鬆的。尾骨保健食療：常吃核桃、骨頭湯、黃豆、薏仁、糙米、葵瓜籽、乳酪、麥片、雞蛋等對安定神經、放鬆是有幫助的。

30

自己的脊椎自己矯正 「筋展療法」趕緊學！

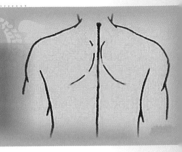

椎是萬病之源，「床」是我們最好的醫院，而「手」就是名醫。

矯正「床」是「筋展」，雙手可以創造平衡，這是五維治療的空間。我們創建身心平衡自療，透過床與手達到調整身體架構，改善身體偏移所引發的各類疾病。不用吃藥、打針或動手術，只要透過床與雙手就可以解除多年的病痛。原創「矯正床」筋展平衡療法，達到身體結構性的改變。

透過本書認知，在睡覺前用自己的雙手可以把脊椎變形所形成各式各樣的疾病改善。督脈透過膀胱經控制人體所有臟腑的功能活動，與脊椎在生理、病理有緊密聯繫，脊椎功能正常則身體功能自然正常。許多疾病的產生大多是脊椎錯位、壓迫神經所引發出來的。透過正骨、手療或是灸療，解放神經壓迫、經絡阻塞點，這在自療上稱為「筋展」，可以調和經絡氣血提高身體機能運行。

二十四條經絡是互相連結，我們拉一邊的筋，另一條經方向相反，就會形成對立、對應面，因為拉了這邊，那邊就不平衡。現代人的慢性疾病都與身體結構失去平衡有相關，以致經絡氣血失和、陰陽失調、臟腑功能失序，所以需要筋展平衡。

203

脊椎結構穩定與功能協調著人的肌肉、骨骼、關節完美架構支撐身體。人體所有組織與器官能「掛」起來，全靠脊椎系統支撐。因此要有平衡能量，讓脊椎功能穩定不會發生脊椎骨架錯位。建議利用「矯正床」或鋪兩層厚棉被。身體正躺，四肢不斷地拉高振盪，解除內壓。讓脊椎周邊自律神經的交感神經、副交感神經四通八達，沒有外在壓迫脊椎身體就會隨之放鬆，讓脊椎壓力降到最低。

「自己的脊椎自己矯正」這套系統，不要用力就不會耗能，沒有消耗能量的情況是最好的脊椎保養與治療，可以邊看電視邊操作，也可以睡覺前操作。以「筋展平衡療法」復位調整從而達到脊椎整體平衡，進而調理經絡氣血，恢復生命活力和自我修復能力。

《矯正脊療》運動方案：筋展平衡療法

躺下去「鬆筋」：

伸展四肢，收縮臀部、腹部，收縮用力讓腹部有緊實感，收縮一下讓腹部的肌肉有力，共振四肢才有效果。手、腳抬高自然放鬆下來，手腳透過自由落體振盪下去，使作用力與反作用力之間形成零，就形成「自己的脊椎自己矯正」第一步的開始，「筋」平衡「骨」大動，讓四肢平衡，四肢氣血有回流，很容易前後搖晃地動起來。

站起來「晃筋」：

前後搖晃，可以一隻手扶著牆壁面、兩條腿開始擺動，先左腿前後擺

動，讓腿的彈性越來越高，高到胸腔、高到肩膀，再往後抬、往後延伸。後抬腿、前抬腿、平抬腿，各種抬腿都要利用「展」。展很像拉筋，但又不像拉筋，因為拉筋是要達到體位法的標準。晃，有點像盪鞦韆的概念盪來盪去。晃以 12 為單位，例如 24、36、48，我們晃這邊，那邊也要晃。不管是後抬、平抬等都要有，一定要放鬆擺動像時鐘一樣，最少 10 分鐘，只要是自然而然的放鬆就好。

貼心提醒

身體平衡只要擺動就好，也不是擺得越高越好，晃動到自然位置就好，感覺差不多了就換一邊。如果晃動的一邊怎麼沒辦法展筋，我們就知道這邊要加強，因為問題是在這邊的拉力，一定要讓其展開。

不要做高難度瑜珈，易造成脊椎側彎

這本書所探討的「展筋平衡療法」，就是當我們身體的骨架、關節、肌腱、韌帶、神經等有錯位的問題，把結構性不平衡再重新拉回調整，用到床就可以了。這是非常舒服而且不需要很用力的保健，針對人體的三十一對神經，從椎管伸出來穿過椎間孔的部分沒有了壓迫，不會導致四肢、五臟六腑、血管乃至於腺體出現異常的現象。

當我們的胃要放鬆吃飯才易消化吸收，如果身心很緊張還需要運行消化就會產生胃痛。就像拼命運動，胃的蠕動過強，形成椎間盤裡的神經叢受到強大的刺激，就容易出現胃痙攣、嘔吐。

經過長時間研究，人體的強力運動，最後對身體會造成不良影響。如膝關節的半月板軟骨扭轉外力過度而造成損傷。所以千萬不要固定性的壓筋和拉筋，我們不是要做運動員，也不是要做特殊動性的表演。錯誤的運動方式也是疾病形成的主因，高難度的瑜珈、過度的拉筋動作都易造成脊椎傷害。

　　「自己的脊椎自己矯正」是在輕鬆愉悅下，在睡覺前操作放鬆，再用手去調動一下筋骨的狀態敲打身體，很輕鬆自然的躺下去「鬆筋」、站起來「晃筋」平衡自療，就可以把脊椎病給改善了。

　　運動不能過激，韌帶斷了、筋膜撕裂傷、肌腱僵化了，身體就這麼被我們誤傷了。我們看到的是正在形成內部肌肉群、筋膜之間的壓力，因此必須學會「筋展平衡療法」。

　　「自己的脊椎自己矯正」就是運用腦與脊椎統攝身體所有器官的信號傳遞，接受全身各部位的傳入信息，整合協調運轉性輸出。透過這套矯正技術，自我不斷地鍛鍊就可以幫助改善身體不平衡的健康狀態。

用「床」共振四肢，脊椎變成電廠

　　脊椎矯正需要長時間鍛鍊，三年左右才可以真正改變我們肌肉使用的方式。從頸椎、胸椎、腰椎到臀肌，以及大腿、小腿到四肢末梢都可以透過躺在床上，自我調理振盪打氣，在優美的音樂聲中放鬆躺著「動」就好了。

把「床」變成電廠，各式各樣的筋展平衡療法與全方位矯正，各種不同角度都能啟動自我修復的能力。只有在長時間不劇烈的平衡自療中，會大量的消耗體脂肪，進行身體平衡修護。

貼心提醒

收縮臀部、腹部，收縮用力讓腹部有緊實感。讓腹部的肌肉有力，練習核心肌群，腹部收縮形成磁場，透過磁場發送到四肢。脊椎就成了電廠，當四肢有了電力，髖關節伸展會很開、很鬆，「體能」自然開始運轉獲得平衡。

一旦脊椎平衡後，再做任何的功法就很容易練出氣感，推薦做「九段錦」、「易經筋」。人要活就要動，動要法於自然。老子說「人法地、地法天、天法道、道法自然」，「道生一、一生二、二生三、三生萬物」。宇宙天地間萬事萬物，遵循道的「自然而然」規律，道是以自己為法則。做活動不可過激，要遵行循序漸進的原則。

這套「展筋平衡療法」，可以找回內在自信與身體健康，歡迎有時間來聆聽「脊椎矯正養成班」，解開我們拉筋的迷失，正確認知「怎麼樣可以輕鬆的展筋，達到身心合一防治並重」。

31

自己的脊椎自己矯正
「骨盆療法」趕緊學！

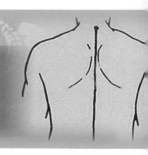

缺乏運動，承受最大壓力的是髖關節，骨盆傾斜、歪斜走路就會越來越沉重。

骨盆內的肌肉有髂腰肌（髂肌，腰大肌）、骨盆底肌群，是由骶骨、尾骨和左右兩個髖骨（由髂骨、坐骨、恥骨密合而成）所組成。長期久坐會讓肌肉的力量、柔韌性、反應速度、協調性等失衡，造成臀大肌的萎縮。翹二郎腿也是骨盆歪斜的致命殺手，骨盆歪斜並非骨盆自身的問題，而是骨盆周圍的肌肉失去了原有的功能，拉著骨盆改變原有正確的角度。經常翹二郎腿，兩條腿相互制衡的肌肉平衡都會被打破。因此建議使用「平衡動力轉盤」訓練器材，在平衡的感受上強化骨盆和臀大肌，帶動腿部旋轉扭力的是臀部。

骨盆前傾怎麼看：

人體緊張的肌肉帶動骨骼移動位置，鬆弛的肌肉無力保護關節，肌肉失去制衡作用，身體結構平衡被打破，所以引發了體態改變。當我們在睡覺時，很難長時間仰躺著睡。站立時身體會有些前傾，並會出現腰痛，習慣性的撬腰。稍微活動一下就很會出汗。雖然不疲倦，卻經常打哈欠。下半身較胖，月經不調，經常頭痛等。

有以上的現象重疊越多者，可能是骨盆前傾在作怪。長期久坐的人，大腿後側肌和臀肌鬆弛無力，髂腰肌長期收縮造成臀部肌肉的緊繃。女性長期過度挺胸、折腰而造成腰部越來越向前突出，腰椎曲度增大，容易小腹凸出腰椎變形。長期穿著高跟鞋者，當重心都放在下腹部，就會讓腰椎周圍肌肉產生疲勞，所以骨盆前傾女姓較多。

骨盆後傾怎麼看：

人體重要部位之一骨盆。無論什麼原因引起變形，都不是一朝一夕的。骨盆後傾多發生在中老年人和缺乏運動的年輕人身上。看自己是否骨盆後傾，要先仰臥在地板上，找到自己的髂前上棘和恥骨，如果恥骨高出髂前上棘，那麼就屬

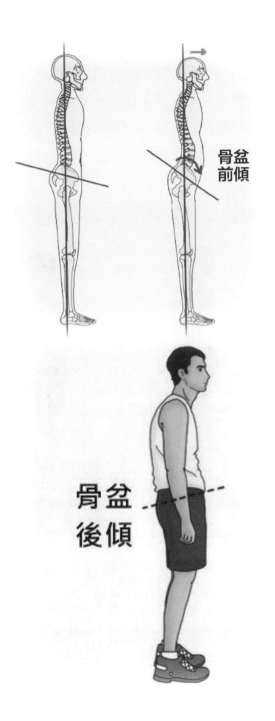

骨盆
前傾

骨盆
後傾

於骨盆後傾。而且會感覺後腰貼在了地面上，正常情況是後腰貼不到地面的。所以骨盆後傾的人和骨盆前傾的人一樣，仰著睡覺是不舒服的。經常久坐臀部無法正常工作時，大腿後群肌肉就會代償提供推力，過度使用大腿後群肌肉時，會越來越緊繃形成後傾，身體挺不直脊椎容易彎曲，男性則是骨盆後傾居多。

《脊療運動》解決方案：骨盆平衡療法

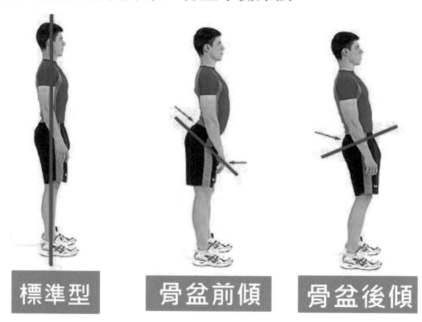

骨盆前傾或後傾的狀態，久坐也是問題核心。長時間保持坐姿，會使臀肌失去力量，臀部下垂，大腿後側肌肉緊繃，拉力把骨盆往地面方向牽引而引發病痛。我們運用「平衡動力轉盤」運動可以來鍛鍊核心肌群，讓骨盆底肌群運力平衡。改善駝背、內八、小腹凸、經痛、腰痛等問題。

當我們走路時，要保持好的走路姿勢，首先要抬頭、挺胸、收腹、收下顎是身體平衡的第一步，身體挺起呼吸也會更順暢。臀部是軸心也是力量的泉源。臀部用力抬起讓雙腿交替向前擺動。帶動腿部旋轉的是臀部，帶動手的就是肩，肩膀帶動手臂晃起來，走路就是一個身體旋轉交替的過程。所以最重要是身體中心力量的臀部，要平衡強化骨盆和臀大肌，就用骨盆與髖關節來走路。我們要用「臀部走路」鍛鍊骨盆的肌群，身體的動態平衡感就會增強，使身體保持穩定，走起路來才會優雅帥氣，輕盈又有力量。

練習用臀部走路，可先運用「平衡動力轉盤」運動，幫助促進核心肌群穩定的力量。它可強化核心肌力量的延伸，跑、坐、站乃至於蹲的動作都沒有問題。因核心肌群越穩定時，可提高身體內部核心肌群的整合力量。用「臀部走路」最大的效益，是對矯正骨盆具有非常好的效果，還可以促進血液循環、提高身體代謝、改善體質。透過鍛鍊骨盆周邊肌肉可改善腰痛，解除便祕並有塑身效果。

操作前準備：先做前彎

有骨盆前傾問題的人，先拉伸後腰和大腿，增強身體的柔軟度，再配合核心肌群的鍛鍊。身體前彎後，讓骨盆後面的大腿後方肌群放鬆，就不會導致於骨盆腔容易後傾。當大腿後側肌僵硬緊繃往上拉扯，膀胱經僵硬時骨盆是傾斜的。

《矯正運動》解決方案：應用「平衡動力轉盤」

如果骨盆前傾，抬腰就很費力，如果骨盆後傾，前彎就會很費力。

平衡動力盤，坐姿調整

身體坐骨置於「平衡動力轉盤」上，兩腿打開與肩同寬、膝蓋彎曲，吐氣時，腰是離地，吸氣時腰部放鬆，離開時放鬆，一邊吐一邊離開，吸氣時腰部放鬆慢慢緩和放下來。反覆做動作調整達到平衡狀態。調整骨盆前傾與後傾要點，「後傾調整大腿，前傾調整腰部」。拉高放鬆下來，慢慢享受調整，讓腰椎的肌群全部放鬆了，才可以操作轉盤。

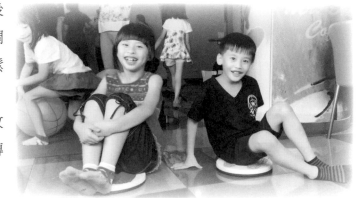

平衡動力轉盤，正躺調整

首先要練身體側邊的腹斜肌或腹橫肌，先鍛鍊「逆呼吸」。把肚子的氣吐光，慢慢吸氣鼓起來，吐氣吐光到肚子沒有氣，再慢慢吸飽氣到肚子鼓出。身體躺下去，雙手平舉到胸腔位置，五指交叉反轉掌心朝上，用手肘轉體去碰觸，吐氣，肚子內壓增高做深層的按摩。讓手肘朝天。手肘朝天配合呼吸，連橫隔膜都運動到了。每天睡覺前進行 3 分鐘就可以讓骨盆平衡，不會有腰痛、肩頸僵硬也不容易水腫。

平衡動力盤，趴姿調整

身體骨盆位置趴在「平衡動力轉盤」上，兩隻腳併躺、膝蓋彎曲，肩膀、脖子等上半身全部不能用力的自然趴著。用力的地方，全部放在恥骨上面，靠近丹田這位置，右邊、左邊反覆搖動練習，配合呼吸。微旋轉先趴著調整，足拇趾相碰一起，兩手往拉高延伸，手小指相碰，足拇指也是相碰的。做上下的移動，大弧度的把骨盆的筋膜拉開，鍛鍊骨盆底肌群，對於膀胱有益可改善漏尿問題，有助於改善坐骨神經痛、生理痛。

骨盆療法解決方案：鍛鍊「骨盆底」核心肌群

當身邊沒有「平衡動力轉盤」操作如下：

1. 身體仰躺，將膝蓋曲起，雙腳則打開至與肩同寬。吐氣將腰部離地拉高。吸氣放鬆腰部。重複 20 次即可放鬆緊繃肌肉，並調整骨盆。

2. 身體仰躺，雙手自然的擺放在身側，讓腹部保持平坦，腰的背後要保持手伸不進去的密合程度，將髖關節抬起，舉起臀部 20 次。抬臀保持 10 秒鐘，吐氣，讓臀部上下抬起 10 次。

貼心提醒

讓我們用「臀部走路」帶動生命活力。使用臀部運動作息，是安全且沒有負擔的平衡療法。但有椎間盤突出、骨折的人，在做運動時，最好先請教專業醫師，以免造成傷害。

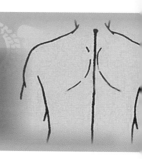

32

自己的脊椎自己矯正
「肩胛骨療法」趕緊學！

「西醫治標，中醫治本。」中西合醫，治成標本。平衡脊椎，肩胛骨靈活度很重要。

肩胛骨是頭部、肩部與脊椎運動的重要樞紐，起到承上起下的作用。一旦肩胛骨有偏移，肩頸氣血阻塞就會造成大腦供血不足，頭、頸、肩部處在緊繃的狀態，就會引起頭痛、健忘、眼睛疲勞、肩頸痠痛以及眼睛老花等現象，肩頸痠痛就成了一輩子的議題。

穩定我們的肩胛骨在胸壁上的肌肉主要是前鋸肌和斜方肌。前鋸肌位在胸廓外側，上面被胸大肌和胸小肌覆蓋。而另一端附著於肩胛骨內側緣，負責肩胛骨的前引、上迴旋。斜方肌的面積比較大，上至枕股周圍，下到胸椎最後一節，左右拉開到鎖骨、肩峰、岡上肌等，這束肌肉負責頭部的後仰，肩胛的上提、下降、內收等。斜方肌和前鋸肌等肌力相互配合肩胛骨的穩定。雖然肩胛骨是主導穩定性的關節，如果肩胛骨靈活性受限僵硬，就會對我們上身動作模式構成巨大的限制，還會引起疾病的發生。

通常我們在站立或坐下狀態，一直是長期處於同一個姿態，身體的結構就會隨之改變。肩頸的變化是腰椎透過脊椎韌帶的傳導力改變的，所以

肩胛骨位置的改變是整個脊椎肌力不平衡的信號。也會引起肩關節功能障礙，手臂無力、五十肩、神經壓迫造成不舒服，牙齒咀嚼偏一邊，腦動脈受到壓迫，這些未來可能導致於腦部中風等問題。肩胛骨外翻外旋，容易造成「膏肓穴」四周痠痛。手臂內旋、胸大肌到胸骨容易壓迫「中府穴」，造成心肺功能衰弱、呼吸不順、胸悶或腦部缺氧、手臂痠麻。因此肩胛骨與頸椎和脊椎肌肉力量的平衡也有密切關係。

　　肩關節是人體活動度最大、最靈活的關節，同時也是最不穩定的關節。肩胛骨失去平衡或錯位，不在對的位置上了，主要是肌肉的力量不足，包含手臂的肌肉、背部的肌肉。當我們身體往下牽引時，身體肌肉瞬間失衡，比方說手上拿重物、背書包等，受到了地心引力的拉力所致，不僅造成肩頸痛，甚至會讓肩關節周圍的肌鍵產生發炎症狀造成疼痛。所以肩胛骨位置的改變，提示著身體肌肉力量失衡、健康失序的警示信號。

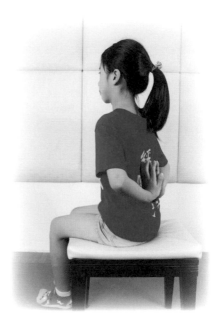

測試肩胛骨的柔軟度：

　　請將手掌繞到背後，雙手後背合掌，如果肩胛骨四周肌肉柔軟，便可以把手舉到大椎附近。

《脊療運動》解決方案：肩胛骨平衡療法

藉由伸展胸大肌，強化上背部肌肉，伸展肩膀周圍緊縮的肌肉和關節，能促進上半身的血液循環，將身形撐起，肩胛骨也會處在比較平衡的位置，消除不適感，並且讓肩關節活動更順暢。

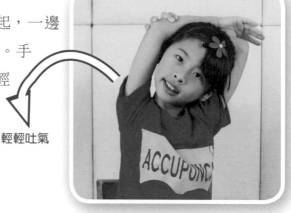

步驟 1. 雙手朝上直直舉起，一邊吸氣一邊將整個身體往上提起。手肘打彎，右手抓住左手肘，輕輕拉，輕輕吐氣。

輕輕吐氣

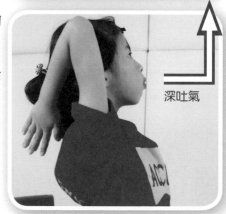

步驟 2. 雙手在腦後交叉，打開胸口，深吸氣再深吐氣。雙手在腦後交叉，打開胸口，深吸氣，深吐氣。練習操作左右各 2 分鐘。

深吐氣

肩胛骨的柔軟度不夠時，雙手在後方貼住牆壁，身體慢慢滑下來，用反手肘撐著牆壁，手撐著身體往下蹲，感受手臂痠痛度，後背肌群、斜方肌，有沒有被拉扯、有沒有緊繃。肩胛骨的柔軟度會導致於未來痠痛或發

炎問題。

想要維持肩胛骨有柔暢度，要用到「平衡動力轉盤」，目的是讓肩胛骨靈活，周邊的肌群柔暢。我們可以自然地收下巴，不再一直抬下巴，身體也就不會一直往前傾。

《矯正運動》解決方案：平衡動力轉盤

透過「平衡動力轉盤」訓練肩胛骨，獲得本體的平衡感，穩定肌肉、提高肌肉的彈性係數。

平衡動力轉盤，趴在「膻中穴」操作

肩胛骨的動力來源是「膻中穴」。因此練習操作「平衡動力轉盤」是要趴著，才能達到最好的效果。趴著頂住「膻中穴」，肩胛骨開始內縮，內縮約 5 公分。讓肩胛骨靠近脊椎骨督脈上，上下旋轉，讓自己本身繞肩胛骨靠近轉盤上下旋轉，在旋轉過程中讓身體來轉左、轉右扭轉，把單隻手往上拉，肩胛骨就復位了。

此刻收下巴、額頭貼地面，趴在「膻中穴」操作，一隻手往上轉，手心朝上，再放鬆下來。一隻手往下轉，左手轉換右手往上轉拉一拉，旋轉往上的過程單隻扣住，就好像手銬把我們銬住一樣，但是肩，正前方的胸骨是旋轉的這是「歸位法」。練習身體自然而然收下巴、臀部夾緊，感覺到身體平衡一直線。

平衡動力轉盤，躺在「肩胛骨」操作

躺在地上就當作自己是動物（蛇），如果想要一直站著，做各種強勢的運動，使用強力的拉力器具，讓肌肉更有力量。但是肌肉承受的拉力，可能讓肩胛本身容易形成緊繃，沒有辦法達到真正矯正脊椎。

步驟 1.：Y 字形。正躺，五指朝上、肩胛用力，手高於耳朵的拉上去。練習操作 1 分鐘。

步驟 2.：T 字形。把手臂變成平舉，拇指朝上，肩胛再往內壓住成為 T 字形。練習操作 1 分鐘。

步驟 3.：W 字形。五指打開，讓肩胛骨往下收縮。練習操作 1 分鐘。

步驟 4.：8 字形。手臂自然揮手，拉到側腹，畫無限的「8」。練習操作 1 分鐘。

步驟 5.：十字形。雙手合十往上翻，往左往右，手肘彎曲拉到「百會穴」。練習操作 1 分鐘。

肩胛骨療法解決方案：肩胛骨歸位運動

當身邊沒有「平衡動力轉盤」，肩胛骨歸位運動操作如下：

步驟 1.：坐在椅子上，將雙手舉到胸口的高度，雙手合十，手肘朝左右打開。一邊吐氣，一邊將手臂維持相同高度，讓左右的手肘在胸前合併上。

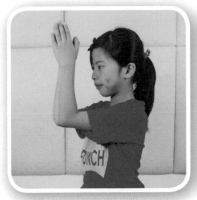
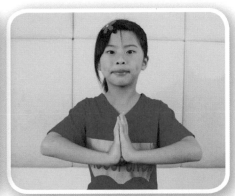

步驟 2.：手往後抓住椅背，手肘彎曲呈直角。在此狀態下把肩胛骨往督脈順時鐘慢慢旋轉手肘 12 圈，並深呼吸 5 次。這個動作可有效的讓外移、前移的肩胛骨回到原來位置。保持肩胛用力，縮下巴，背部打直，頭至臀部呈一直線。覺得肩膀痠痛緊繃、開始有駝背傾向時，不防試試這個伸展。

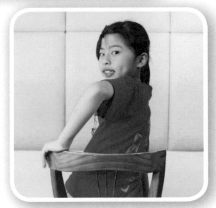

貼心提醒

用自己身體的力量來「自己矯正脊椎」，脊椎矯正是治療，更是一種健康保健的觀念。只要用心認真操作，運用反地心引力來改善身體，會感覺呼吸更順暢，生活品質獲得提升讓自己越來越健康。倘若不適症狀反覆出現、症狀加劇或持續出現時，建議患者應提高警覺及早就診檢查，以減少憾事發生。

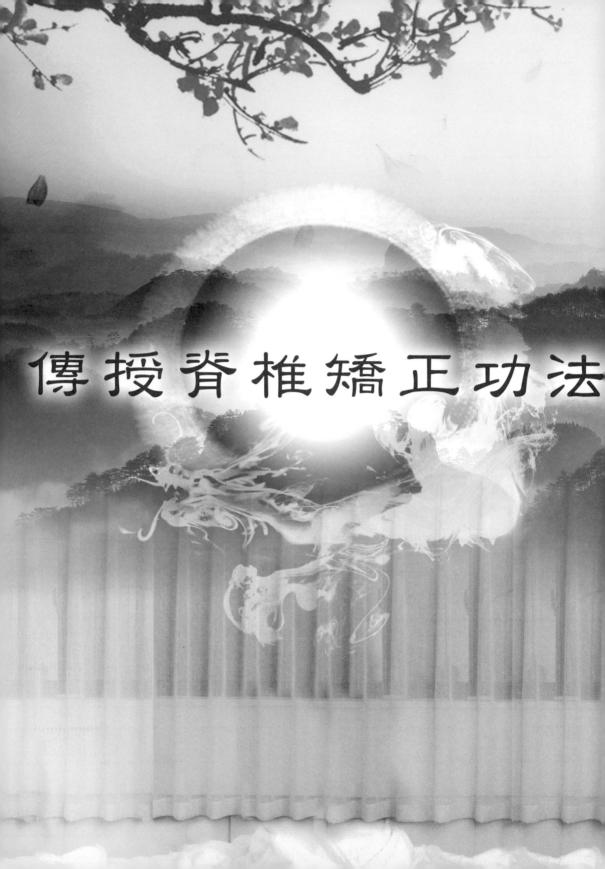

傳授脊椎矯正功法

脊椎軟Q操
兒童版

經絡拳正丹功
兒童版

脊椎仙鶴操

脊椎軟Q操

經絡拳正丹功

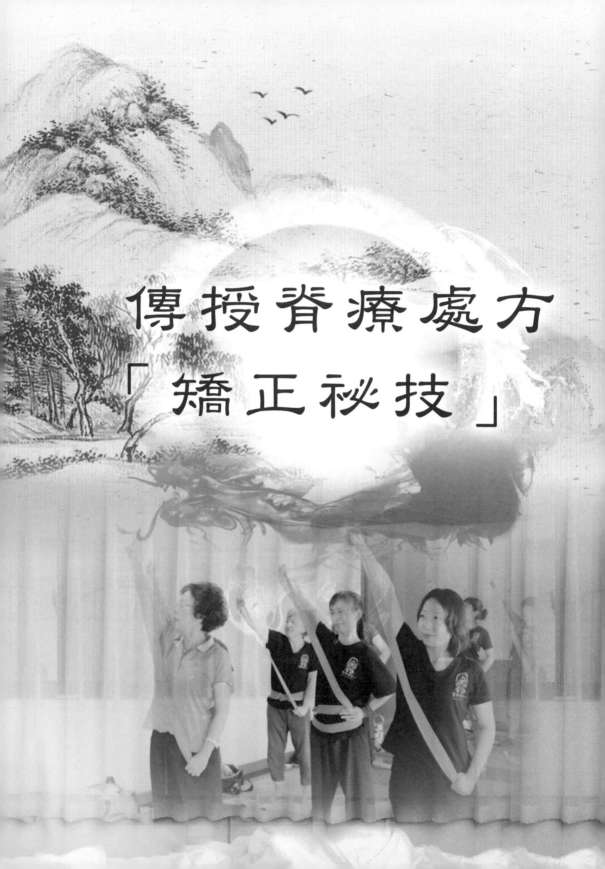

傳授脊療處方
「矯正祕技」

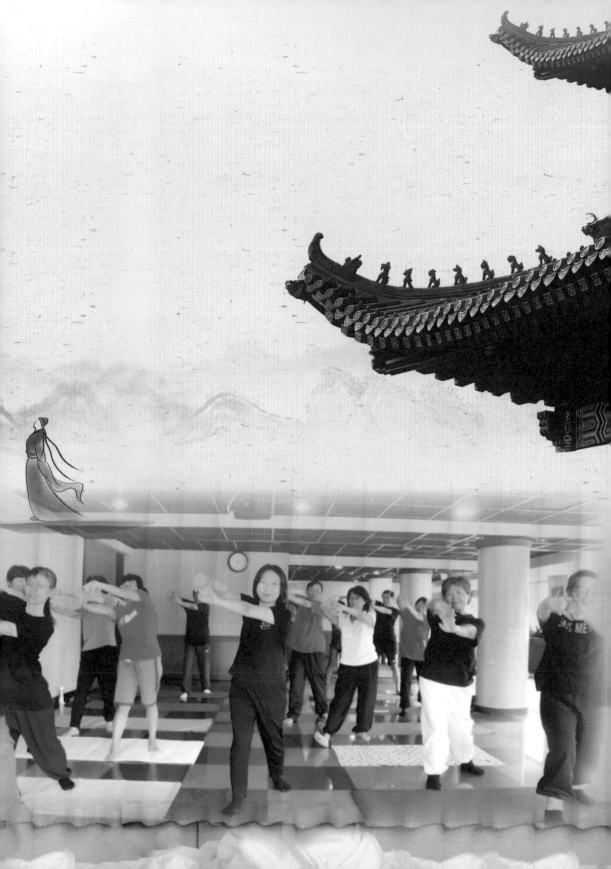

八大「矯正祕技」快速解決

1. 「矯正祕技」有駝背的人，一起這樣做 (快速解決) 難易度：
   ★★

2. 「矯正祕技」有手麻的人，一起這樣做 (快速解決) 難易度：
   ★★

3. 「矯正祕技」有網球肘的人，一起這樣做 (快速解決) 難易度：
   ★

4. 「矯正祕技」有五十肩的人，一起這樣做 (快速解決) 難易度：
   ★★★

5. 「矯正祕技」有頸椎疼痛的人，一起這樣做 (快速解決) 難易度：
   ★★

6. 「矯正祕技」有骨盆歪斜的人，一起這樣做 (快速解決) 難易度：
   ★★★★

7. 「矯正祕技」有坐骨神經痛的人，一起這樣做 (快速解決) 難易度：★★★

8. 「矯正祕技」有膝蓋關節痛的人，一起這樣做 (快速解決) 難易度：
   ★★★★

1

「矯正秘技」有駝背的人！
一起這樣做 難易度：★★

大部分的人體態不佳，都是長時間伏案工作、聳肩、翹二郎腿等不良習慣，在無意識狀態下所造成的，駝背的問題也就相當普遍。

除了身形不美觀也會缺乏信心，造成頭痛、肩頸痠痛、進而影響到全身臟腑壓迫形成更多機能性問題，帶來不可逆的傷害和影響。

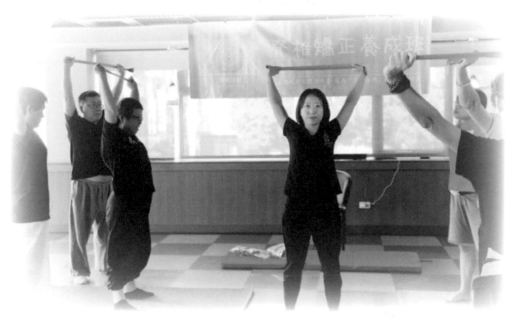

一起這樣做「矯正駝背」

祕技 1.：一隻手比出讚的姿勢並內縮肩胛骨，另一隻手的手指關節

按壓在胸骨，由中間往右胸口推筋。推理單邊筋膜至不痛時，再換邊操作。

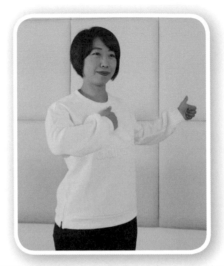

秘技 2.：雙腳跨與肩同寬，足拇趾內扣。兩手反轉按壓在後腰，一節一節往上推到高點。一隻手固定在後方，另一隻手高舉過頭，手心朝後方推 10 下。再換邊進行。

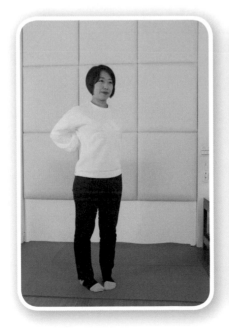
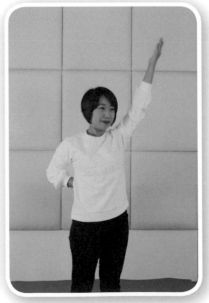

祕技 3. : 雙手比出讚的姿勢，雙臂打開加強擴胸姿勢，抬起腳往後
踢高 10 下。再換邊進行。

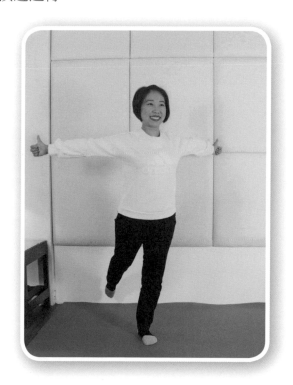

手麻是手部常見的現象，偶爾因為長時間壓痛導致的手麻是可以理解的，但是如果經常出現手麻情況就要重視了。引起手麻最常見的是頸椎病、中風、更年期綜合症等。

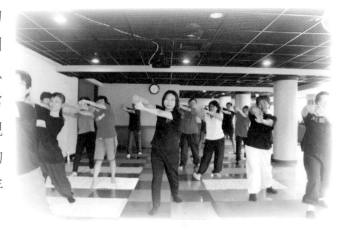

如果不加以改善會導致肌肉萎縮，造成手部功能退化等進而影響日常生活。

一起這樣做「矯正手麻」

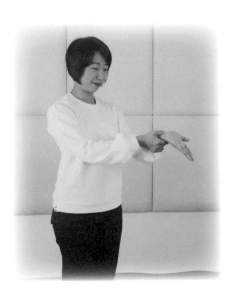

祕技 1.：手心朝上，按住手腕、手掌上下痠、痛、麻關節點，向上甩動。同時縮下巴，配合手甩動時輕輕點頭。

祕技 2.：縮下巴提頸，雙手十指交扣連續往上提 10 下。手臂分成三個方向分次進行，頭部的前方、正中與後方。

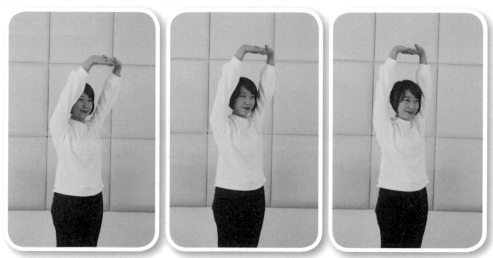

祕技 3.：吸一口氣，微蹲吐氣，雙手反掌像鐘擺式向後甩動。進行 4 回。

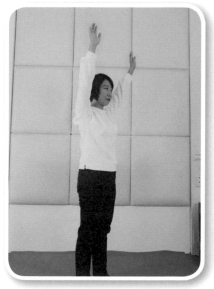
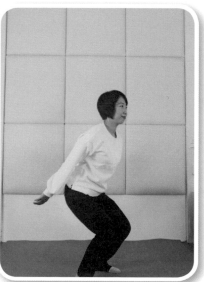

3 「矯正祕技」有網球肘的人！一起這樣做 難易度：★

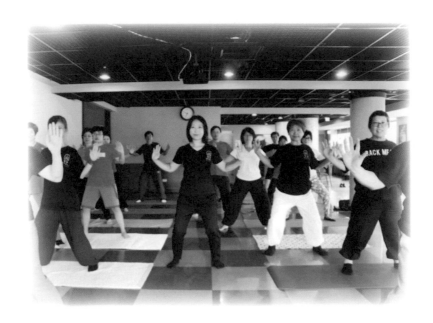

　　網球肘最常見的原因是手臂長期反覆使用過度，手腕運用過多及用力不當，使前臂伸肌長期反覆的主動收縮，造成拉傷和發炎。

　　這時我們必須學會放鬆肌群，才不會讓症狀惡化，而得到完全緩解。

一起這樣做「網球肘」

　　祕技 1.：手四指扣住前臂的拇長屈肌痠痛點，手心往外反轉 10 下。

再換痠痛點操作。

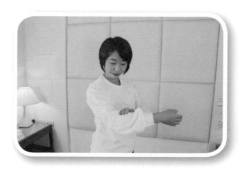
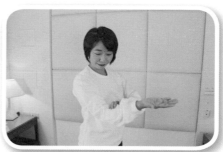

祕技 2.：拇指扣住手臂內側關節區，從「少海穴」按壓到手橫紋中間。每次按住點，手肘來回往前後甩動，甩動要拉直手臂。

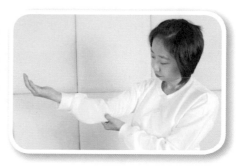

祕技 3.：右手扣住後頸「風府穴」、「風池穴」。手四指用點力將頭下按壓靠近手肘，臉朝向左方，另一隻手按揉手肘旁的肌群。再換邊進行。

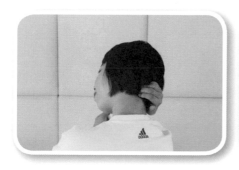
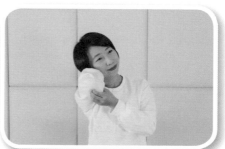

五十肩又稱冰凍肩，是肩部軟組織及關節囊腔等受損的通稱，較易發生在五十歲左右的人。五十肩的症狀會怕冷、肩部不敢吹風、手臂抬不起來、無法上舉梳頭等肩關節活動受限。

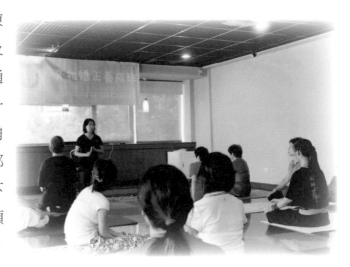

　　此時肩關節發生黏連，肩膀活動角度變小，手部運動時還會疼痛。這時一起來學習自我復健療法。

一起這樣做「五十肩」

　　祕技 1.：拳頭抵住右頸，向左方下壓到底，手肘前後轉動 6 圈。

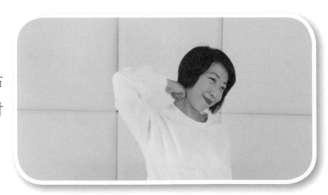

祕技 2.：雙手一上一下在後背拉住「電能帶」，一手固定在背後，一手拉「電能帶」繞過肩膀固定。肩關節進行前後 6 圈轉動。

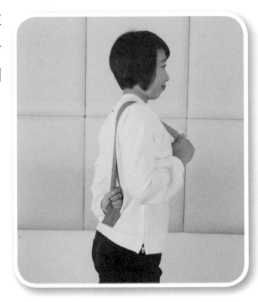

祕技 3.：雙腳踩住「電能帶」，雙手拉緊「電能帶」，像是滑雪姿勢往身前、身旁、身後拉動，各拉 10 下。完成後身體向前傾，手臂放鬆垂下。一隻手推動肩關節上手臂，讓手臂像鐘擺式的晃動，改善黏連的關節。

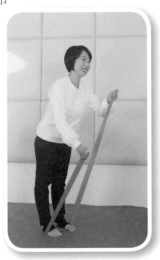
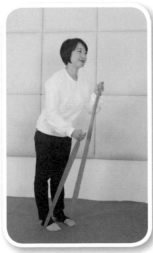
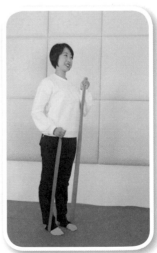

5

「矯正祕技」有頸椎疼痛的人!一起這樣做 難易度：★★

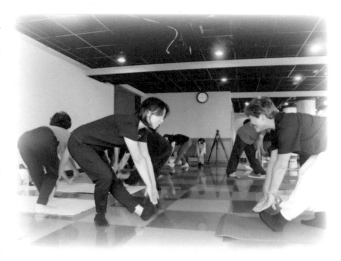

　　頸椎病不僅是老年人常見病，越來越多的年輕人也深受其害。

　　不正確的坐姿、過度運動、不正確的生活方式都會引起頸椎不適，不但造成生活不便，還會引發未來頭痛、心情低落等擾人問題。

一起這樣做「頸椎疼痛」

　　祕技 1.：先辨症，頸椎的疼痛點處。用雙手的三根手指按壓頸椎兩側，瞭解疼痛點。一隻手按住疼痛點的頸椎區，另一隻手按壓相對應痛點的反作用力點，縮緊下巴前後擠壓 4 下。

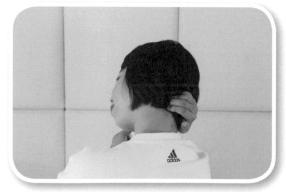

祕技 2.：將「電能帶」置於後頸，雙手往前拉，再往兩旁拉開。右手「電能帶」使力前拉，頭部向右轉，連續 6 下。再換邊進行。

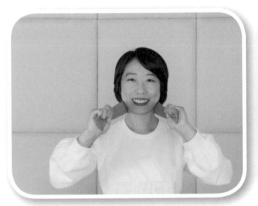 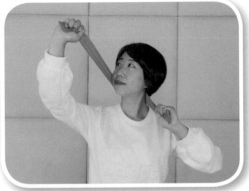

祕技 3.：將「電能帶」置於枕骨，縮下巴、縮小腹、挺直脊椎，慢慢往上延伸頸椎。連續操作 6 回。

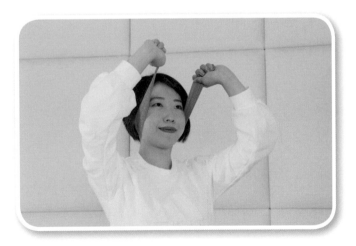

6

「矯正祕技」有骨盆歪斜的人！
一起這樣做 難易度：★★★★

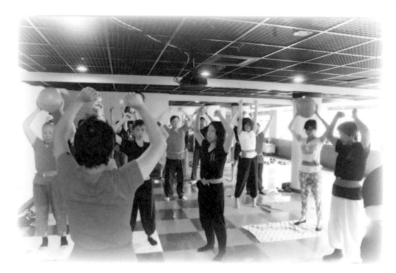

脊椎、失調、運動、婦科都與骨盆有相關聯繫。

骨盆歪斜會默默的影響我們的身體健康，導致小腹凸出、腰痠背痛、便祕、手腳冰冷、水腫、經痛等症狀。在矯正骨盆後就可以重新平衡身體的自動導航器，改善身體的不適與疼痛。

一起這樣做「骨盆歪斜」

檢測：閉眼在原地踏步 30 秒，睜開眼睛看腳移動的角度。角度偏移越大，需要即刻矯正。

祕技 1.：左腳先前跨，呈前後弓箭步，兩手扶住膝蓋緩慢的下蹲。左手肘靠在左膝蓋，右手向上舉高。左手肘向大腿內側壓，右手順勢往左方延伸，進行 3 回。換邊操作。

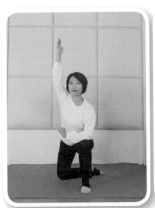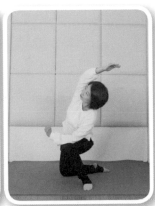

祕技 2.：「電能帶」繞綁鼠蹊、尾椎一圈。雙腳打開寬於肩，雙手呈投降，縮緊臀部向左右擺動。找到單側痠痛點，使勁推動臀部角度，手順勢高舉超過頭部。重複進行 6 回。再換邊操作。

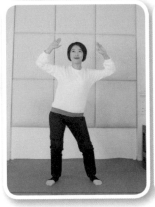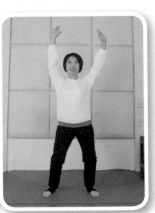

祕技 3.：雙腳跨，寬度小於肩膀，腳掌呈內八足拇趾相碰。手朝臉部手掌相碰，臀部左右搖擺，手順勢搖擺向上，直至雙臂貼耳高舉頭部。連續進行 4 回。

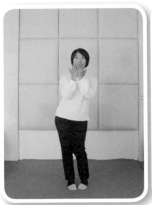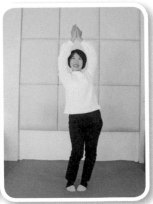

坐骨神經是人體內最長最粗大的神經。從脊髓腰段發出，分布於大腿後側、小腿的外側和後側，包括足跟和足底外側。坐骨神經痛發作時，是一個非常痛苦的過程。身體是放射性的疼痛、痛從下背部延伸到腳，讓人會坐立難安。

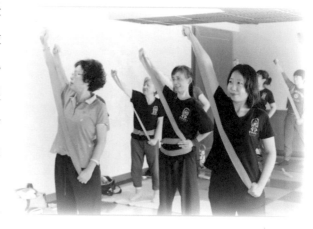

造成原因可能是腰椎間盤突出、骨骼退化、大腿肌肉過於無力等。預防貴在堅持，為了保護坐骨神經，健康的動起來吧！

一起這樣做「坐骨神經痛」

祕技 1.：坐在椅子上翹右腳，十指交扣，吸一口氣雙手上拉過頭，轉體朝向右膝蓋，身體往前方延展，後背打直眼睛看手背，維持 10 秒，手放鬆自然下放。進行 4 回。再換邊操作。

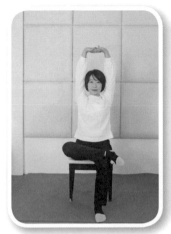
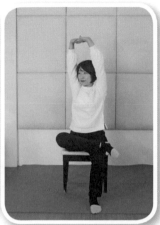
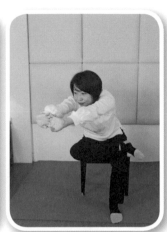

祕技 2.：坐在地上，兩腳前後彎曲在身體，身體朝向膝蓋的方向下壓，用手指往前走路，停留 10 秒。進行 4 回。再換邊操作。

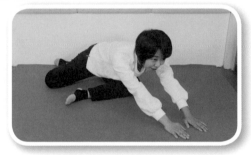

祕技 3.：「電能帶」綁在「風市穴」上，雙腳打開足拇趾對膝蓋方向，雙手置於膝蓋兩側，向上拉高不過頭，縮腹把脊椎上拉向一條線，身體上下振動 20 下，鍛鍊大腿的股四頭肌。

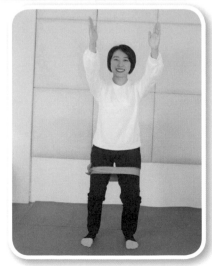

骨關節炎就好像機器零件的磨損與老化一樣，很大程度是一個老化的自然進程。除了年齡因素還有身體超重、愛穿高跟鞋、過度運動、久坐不動的人等，使用損傷和過度使用都會造成影響。

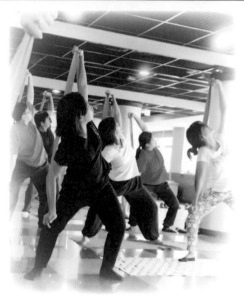

為避免膝關節疼痛可常伸展膝蓋後方，並適度按摩。適度從事肌力運動，來訓練膝蓋周圍肌肉，有效幫助吸收膝關節所承受的壓力。

一起這樣做「膝關節痛」

祕技 1.：坐在椅子上，一隻腿伸直抬高（腳無力可跨在另一椅子上），腳五趾朝上，拱掌用經絡拳打氣膝蓋。腳五趾朝下用手掌心搓熱膝蓋。

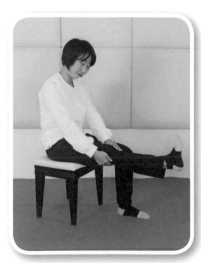

祕技 2.：身體微蹲（腳無力可靠牆），手放膝蓋，用五指功按揉膝眼、
「委中穴」、「陽陵泉穴」、「陰陵泉穴」。按揉後再打氣膝蓋 1 分鐘。

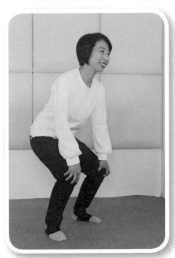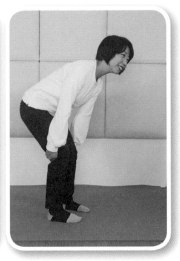

祕技 3.：「電能帶」綁住膝眼和上膝蓋區，蹲下來兩手貼地，兩手
不動腿部打直。兩腿足跟上下動一動，開始雙手朝向身體走路，目標讓手
指可碰到後足跟。

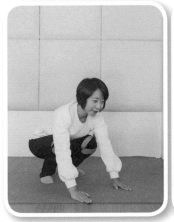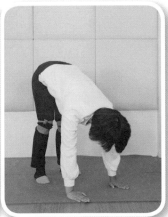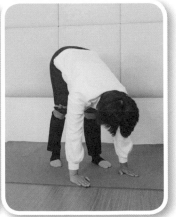

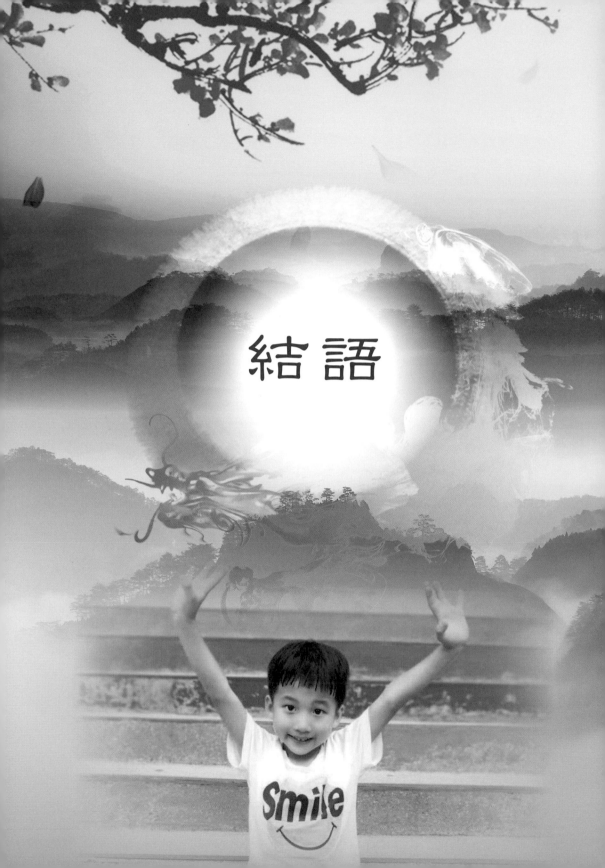

結 語

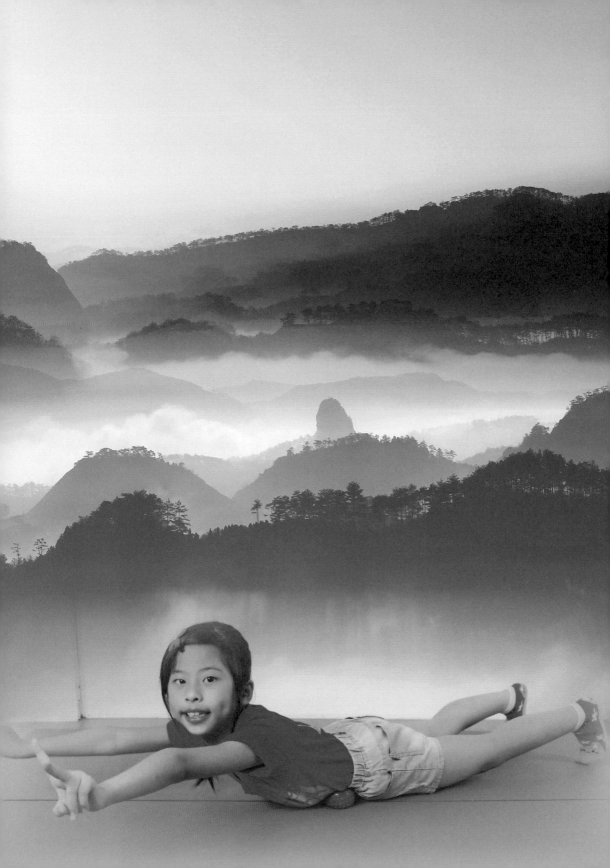

神奇脊椎矯正術
「踢腿＋拉筋＋走路」

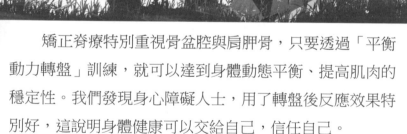

經絡拳傳授 三招 神奇脊椎矯正術

踢腿＋拉筋＋走路

矯正脊療特別重視骨盆腔與肩胛骨，只要透過「平衡動力轉盤」訓練，就可以達到身體動態平衡、提高肌肉的穩定性。我們發現身心障礙人士，用了轉盤後反應效果特別好，這說明身體健康可以交給自己，信任自己。

超越障礙 活力啟程
精彩回顧 QR

神奇脊椎矯正術，不用開刀就能有效改善側彎角度、姿勢、外觀及痠、麻、痛等問題，在日常生活中 DIY 脊椎矯正術的運動，踢腿、拉筋 (常雙手交叉向上)、走路，從此「行得正，坐得直，睡得香」。

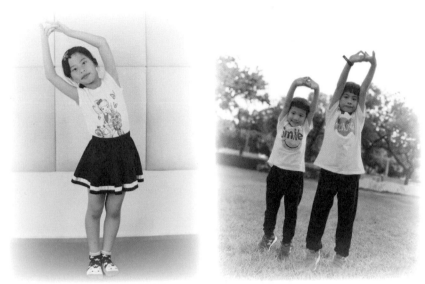

孩子，你大膽去鍛鍊一下不是很好嗎？

　　喚醒生命原本的健康，找到新鑰匙自己重新打開。如果你有脊椎的困擾，希望在閱讀本書後，能瞭解脊椎的重要性。脊椎矯正三式「踢腿＋拉筋＋走路」，矯正脊椎同時扭轉歪斜人生，使身體筋骨的偏差恢復，維持脊椎的生理彎曲度，就能擁有健康的身體，或許除了開刀之外，還有更好的選擇。

準備一條「電能帶」

　　改善身體深層肌筋膜，「電能帶」喚醒遺忘在身體裡的「脊療力」。不論在室內、室外、旅行世界各地，沒有任何時間限制，隨時隨地都能進行矯正，很輕鬆、方便、有效的方法。

一起這樣做，讓我們的脊椎矯正，人也越來越光采。

當我們身體肌筋膜「有些短又緊、有些過度被拉長」的不平衡狀態，造成身體血液循環與神經傳導不順暢痠痛、發炎。

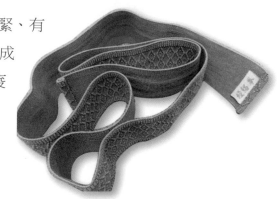

你需要一條「電能帶」讓脊椎健康，每天都能輕鬆做得到。

第一式　踢腿 （矯正手法：請見 QR code）

步驟 1.：雙手握住「電能帶」放在大腿兩側，吸氣雙手上舉過頭，置於肩膀高度，先進行身體的緩和運動，向兩邊轉體動一動。身體微蹲，轉體向右前方，膝蓋對準足拇趾，右腿部繃直向上踢 6 下，身體回正。

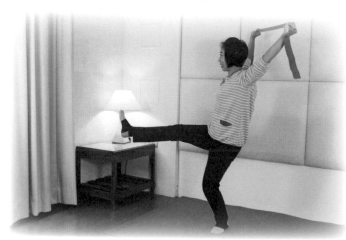

步驟 2.：身體微蹲，轉體向左前方，膝蓋對準足拇趾，左腿部繃直向上踢 6 下，身體回正。

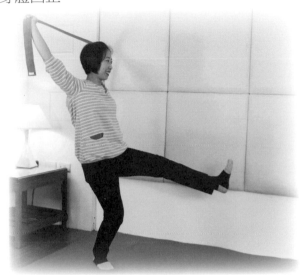

步驟 3.：身體微蹲，正朝向，膝蓋對準足拇趾，右腿部繃直向上踢6 下，再換左腿操作。

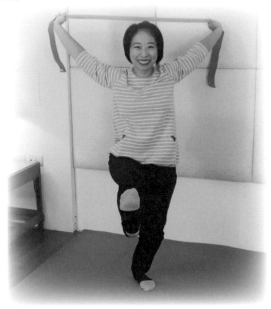

第二式　拉筋 （矯正手法：請見 QR code）

　　雙腳與肩同寬，雙手拳頭相連握住「電能帶」，放置於下腹部。雙手向上拉高過頭，雙臂緊貼耳朵。縮下巴、縮腹部、挺直脊椎，吸氣踮起腳尖，雙手往上推，連續進行 12 下。

第三式　走路 （矯正手法：請見 QR code）

　　步驟 1.：雙手握住「電能帶」，拉緊「電能帶」繞過頭部，置於後肩胛骨區。

　　步驟 2.：用散步走路往前跨一步，雙手順勢將「電能帶」回正，在頭部上方。每跨一步，「電能帶」配合前後擺動。每次進行散步 1 分鐘，連續操作 3 回。

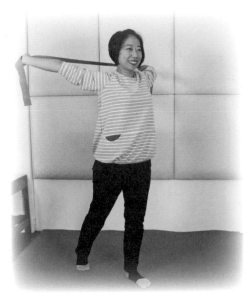 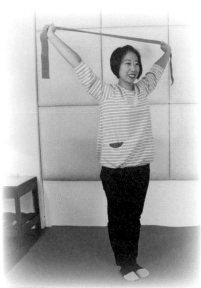

同場加映：水桶腰變水蛇腰 （矯正手法：請見 QR code）

輔助用具：光能氣動球

　　球體硬度適中，適合局部深層按摩，可按摩豎脊肌及胸脊，舒展緊繃肌肉，伸展時間請勿過久。

　　身體俯臥趴下，肩膀不用力。在發福的小腹凸出放置「光能氣動球」，從心窩的位置抬起上半身。這時手朝著斜前方伸展，身體做出「Y」字型，抬起身體來回 32 次。

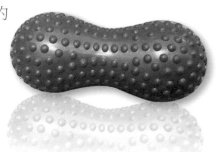

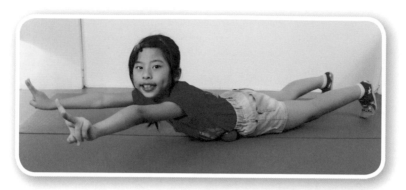

操作本法，可以學會控制自己的脾氣。

貼心提醒：這套動作，最好再搭配每週 3 天的 30 分鐘太能瑜珈。

《矯正脊療》讓我們擁有一個健康脊椎，助你渾然忘我與萬物合一的體驗。幫你進入深度放鬆，擺脫生活造成的病痛，撫平情緒、扭轉脊椎、沉澱脊椎、放鬆脊椎，藉此獲得加速身心靈的療癒。「脊椎矯正養成班」感恩所有學員支持！

從現在開始，我們一起過好健康的生活吧！

當你所做的每一件事情都開心快樂時，

對別人有幫助時，你就會發現地球是繞著你旋轉的。

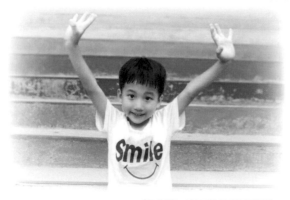

好小孩，自己的事情自己做。

國家圖書館出版品預行編目資料

矯正脊療／宣印著.

　　第一版——臺北市：宇河文化 出版；
　　紅螞蟻圖書發行，2018.12
　　面　；　公分——（Lohas；18）
　ISBN 978-986-456-307-4（平裝）

　1.經絡療法 2.運動健康

413.915　　　　　　　　　　　　107020345

Lohas 18

矯正脊療

作　　　者／宣印
發 行 人／賴秀珍
總 編 輯／何南輝
責任編輯／安燁
美術構成／沙海潛行
封面設計／引子設計
出　　　版／宇河文化出版有限公司
發　　　行／紅螞蟻圖書有限公司
地　　　址／台北市內湖區舊宗路二段121巷19號(紅螞蟻資訊大樓)
網　　　站／www.e-redant.com
郵撥帳號／1604621-1　紅螞蟻圖書有限公司
電　　　話／(02)2795-3656（代表號）
傳　　　真／(02)2795-4100
登 記 證／局版北市業字第1446號
法律顧問／許晏賓律師
印 刷 廠／卡樂彩色製版印刷有限公司
出版日期／2018年12月　第一版第一刷

定價320元　港幣107元

ISBN 978-986-456-307-4　　　　　　Printed in Taiwan